ATONICITÉ

ET

ZOÏCITÉ

APPLICATIONS PHYSIQUES, PHYSIOLOGIQUES

ET MÉDICALES

PAR

MARTIN ZIEGLER

————————•ı|o|o|ı•————————

PARIS

LIBRAIRIE J.-B. BAILLÈRE FILS

19, rue Hautefeuille, 19

——

1874

Mr A. Gaiffe, Paris, rue St André des Arts Nº 40 se chargera de la construction des appareils Condensateurs Atoniques qui ont déja été beaucoup perfectionnés par l'inventeur.

à Monsieur Durando.

hommage affectueux

Martin Ziegler

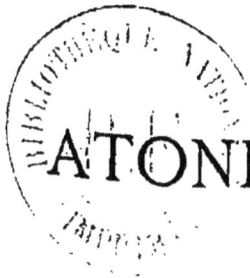

ATONICITÉ ET ZOÏCITÉ

2803

MULHOUSE — IMPRIMERIE VEUVE BADER ET Cie

ATONICITÉ

ET

ZOÏCITÉ

APPLICATIONS PHYSIQUES, PHYSIOLOGIQUES

ET MÉDICALES

PAR

MARTIN ZIEGLER

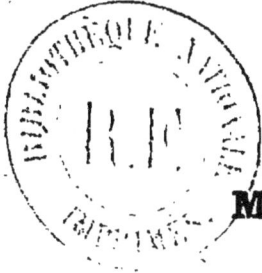

PARIS

LIBRAIRIE J.-B. BAILLÈRE FILS

19, rue Hautefeuille, 19

AVANT-PROPOS

Dans l'état actuel de nos connaissances, nous ne pouvons nous former qu'une idée très-imparfaite de la part qu'il faut attribuer aux actions physiques dans les phénomènes de la vie. La plupart de ces phénomènes sont encore entourés d'une obscurité telle, qu'il est souvent fort difficile, je ne dis pas même d'en donner une explication, mais d'arriver seulement à en rendre compte par l'établissement de simples conjectures.

Depuis les grands travaux qui nous ont révélé la corrélation qui existe entre les forces de la matière brute, il est permis d'entrevoir un moment où les différents agents physiques que nous connaissons ne seront plus considérés que comme des modifications d'une force unique, encore inconnue dans son essence. En présence de notre grande ignorance générale en physique physio-logique, on est donc autorisé à se demander s'il ne reste pas encore à découvrir d'autres modifications de cette

force unique, et, quand, l'histoire de la science à la main,
l'on considère combien ont été fortuits et délicats les in-
dices qui ont mis sur la voie des grandes découvertes dans
les sciences naturelles, pour ne parler que de celles des
électricités statique et dynamique, non-seulement il n'y a
pas lieu de s'étonner de l'imperfection de nos connaissances
en physique physiologique, mais elle doit même éveiller
en nous un tout autre sentiment que celui du découragement. Puisque le fait souvent le plus insignifiant
en apparence, mis en lumière par le hasard, et fécondé
par une bonne inspiration, peut faire saisir de la
manière la plus inattendue le fil d'une heureuse découverte, l'observateur qui s'applique à l'étude de problèmes
encore irrésolus, fera bien de ne pas négliger le plus
minime détail dans l'examen des faits qui ont sollicité
son attention.

Malheureusement, l'homme a des préjugés qui le
rendent souvent injuste à l'égard du sens du toucher.
On veut voir pour croire. Rien ne plaide mieux contre
cette injustice que l'exemple des aveugles, qui nous
montrent quel admirable parti on peut tirer de ce sens
quand on met de la persévérance à apprendre à s'en
servir.

Aussi, quand un observateur exercé ne dédaigne pas
de porter son attention sur ses moindres petites sensations tactiles, souvent vagues et difficiles à déterminer,

quand cet observateur ne partage pas le parti-pris, si fréquent chez la plupart des hommes, d'attribuer à l'imagination toute sensation qui ne saurait être contrôlée par le sens de la vue, ou qui ne se traduit pas par une impression vive, il se trouve en face d'un vaste champ d'exploration où n'ont encore pénétré que bien peu de chercheurs.

Il est incontestable que, grâce à la puissance de son imagination, l'homme peut à son insu devenir le jouet d'illusions tellement parfaites, qu'il est souvent fort malaisé de les distinguer de la réalité; mais il serait indigne d'un homme de science de reculer devant cette difficulté. Pour ma part, je me suis constamment porté au devant d'elle, m'attachant, en variant les moyens de contrôle, à séparer le réel de l'imaginaire, et, après de longues investigations dans le domaine des perceptions excessivement petites, qui sont presque pour le sens du tact ce que les détails dévoilés par le microscope sont pour le sens de la vue, j'ai eu le rare bonheur de découvrir l'existence d'un agent physique nouveau.

L'étude de cet agent, qui a été l'objet de ma constante préoccupation pendant plusieurs années, m'a amené à la découverte non moins importante d'un second agent physique nouveau, qui est en quelque sorte au premier ce que l'électricité positive est à l'électricité négative.

J'ai réuni l'ensemble de mes observations sur ces deux agents physiques, pour en faire la matière de cette publication.

Convaincu que le meilleur moyen de me faire comprendre consiste à faire assister, pour ainsi dire, le lecteur à tous mes raisonnements tels qu'ils se sont succédés dans mon esprit, et à toutes les expériences auxquelles ces raisonnements ont donné lieu, je transcrirai mes notes sous forme de journal, comme s'il s'agissait de mettre un ami au courant de travaux accomplis pendant son absence. Cette forme offrira ici un double avantage : elle permettra de condenser avec clarté beaucoup de matières en peu de chapitres, et fera mieux ressortir la facilité et la simplicité avec laquelle on peut arriver quelquefois à d'importantes découvertes.

PREMIÈRE PARTIE

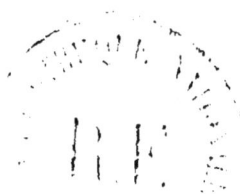

L'ATONICITÉ

Mon attention avait souvent été éveillée par ce fait étrange que, dans des moments où je me croyais dans des conditions physiques et intellectuelles tout-à-fait normales, je me trouvais, sans cause apparente, envahi peu à peu par une sensation de fatigue difficile à définir. En étudiant cette sensation dans ses moindres détails, j'acquis la conviction qu'elle était le résultat d'une irritation prolongée. mais très-subtile, et dont la perception nette est par conséquent entourée de quelque difficulté. De nombreuses observations me firent constater que le siége principal de cette irritation devait être un élément anatomique encore indéterminé de la région lombaire. Je ne tardai pas à remarquer que ce genre de sensations coïncidaient toujours avec les mêmes circonstances, et que. chaque fois que je me trouvais sous cette influence indéfinissable, c'était dans un moment où, durant le cours d'une opération quelconque. mes mains demeuraient longtemps en contact avec des matières végétales intimement unies à des matières animales. Mon attention étant ainsi éveillée, je ne perdis aucune occasion de multiplier mes observations, et j'arrivai bientôt à les contrôler à l'aide d'expériences extrèmement variées, dans lesquelles je cherchais à provoquer, à arrêter, et à reproduire ces mêmes sensations. Ces expériences me confirmèrent pleinement dans ma première manière de voir, et j'acquis bientôt la conviction que certains corps sont capables d'exercer une influence physique sur le système nerveux. Les résultats que j'obtins étaient si précis qu'ils ont complètement dissipé la crainte où j'étais d'avoir été peut-être le jouet de mon imagination.

Je ne citerai ici qu'une seule de mes nombreuses observations, celle qui m'a le mieux guidé dans mes recherches ultérieures.

Commodément installé dans un fauteuil, j'étais occupé, un jour, à clouer, avec des épingles, sur une planche de sapin, des tissus organiques animaux, dans le but de les étendre et de les faire sécher. Quand je me levai, après avoir terminé ce petit travail, je fus très-surpris d'éprouver dans le dos, et surtout dans les reins, une légère fatigue qui n'était nullement en proportion avec le faible effort que j'avais fait. Le lendemain, lorsque j'eus lestement arraché l'une après l'autre, avec les doigts, les mêmes épingles (environ deux cents), j'éprouvai une fatigue au moins double de celle que j'avais ressentie la première fois, bien que le travail fourni fût moindre que celui du jour précédent. Je n'y aurais peut-être pas fait attention si je n'avais entrepris depuis quelque temps d'observer et d'étudier dans leurs moindres manifestations ces sensations nerveuses dont l'importance est si généralement méconnue. Revenu à mon état normal, je me mis à contrôler ce que je venais d'éprouver. Debout sur mes jambes, j'appuyai les mains sur la planche de sapin contre laquelle étaient encore collés les tissus organiques desséchés. Je m'observai avec une attention scrupuleuse, et ne tardai pas à sentir dans la région lombaire une espèce de vibration irritante excessivement faible, tellement faible qu'il fallait beaucoup de tact pour ne pas la confondre avec des sensations imaginaires. Mais, quelque faible et indéfinissable qu'elle fût, cette sensation existait. Pour contrôler cette observation, je préparai des plaques carrées de vessie, et en faisant alterner avec ces plaques des planchettes de même grandeur, je construisis un appareil ayant l'aspect d'une pile de Volta. En appliquant une de mes mains sur cette pile, je réussis au bout de peu de temps à distinguer la même sensation que j'avais si souvent observée. Je variai alors ces piles de mille manières: vessie et papier, gélatine et bois, intervention de métaux etc., et, dans presque tous les cas, je perçus très-clairement l'influence mystérieuse que ces appareils exerçaient sur ma personne. Je finis par être tellement familiarisé avec cette sensation, et je la distinguai si facilement, que je ne craignis plus de me tromper. J'essayai alors de voir si cette action physique pouvait se communiquer à travers des fils conducteurs, et je constatai qu'en attachant à la pile l'extrémité d'une corde de boyau d'un demi-mètre, et en saisissant l'autre extrémité avec la main, j'éprouvais peu à peu la même sensation que si j'avais placé ma main directement sur la pile. Quand je remplaçais la corde de boyau par un fort fil de fer, je ne ressentais absolument rien. Ce métal interceptait donc l'action de l'appareil. J'obtins par contre avec un cordon de soie le même effet qu'avec la corde de boyau.

Ce résultat me fit comprendre : 1° que je n'avais pas affaire à de l'électricité ; 2° que j'avais affaire à un agent physique ayant certains rapports avec cette dernière, car, comme elle, il agissait à travers des fils conducteurs,

et son action était interceptée par des fils non conducteurs.

Comme je n'avais encore obtenu de résultats satisfai-
sants que chaque fois que je mettais une matière animale en contact avec un hydrocarbure, je crus d'abord
que l'effet produit était dû au contact d'un corps azoté
avec un corps carboné, ou même à une action de l'azote
sur le carbone, analogue à celle qui, pour l'électricité,
résulte du contact d'un métal électro-positif avec un métal
électro-négatif. Je cherchai alors à remplacer les corps
organiques azotés par des matières minérales dans lesquelles domine l'azote, et j'obtins de très-bons résultats
en faisant agir sur du sucre du cyanure de potassium ou
de l'ammoniaque. Mais je ne tardai pas à m'apercevoir
que le cyanure de potassium et l'ammoniaque à l'état de
pureté produisent cette action physique spontanément
et d'une manière continue, de même qu'un barreau
d'acier aimanté jouit continuellement de la propriété
d'attirer le fer. Et, ce qui me fit comprendre que l'azote
est complètement étranger au phénomène dont je m'oc-
cupais, c'est que j'ai trouvé des propriétés identiques à
l'essence de térébenthine, au soufre et à beaucoup de
sulfures. De plus, cette propriété appartient également à
beaucoup de matières végétales, comme la racine de va-
lériane, le Datura stramonium, l'Atropa belladona et,
par dessus tout, le sulfate de quinine.

Arrivé à ce point de mes recherches, je ne pouvais
plus en douter, j'avais mis la main sur un agent physique possédant une action sur le système nerveux, et
c'est par cette action que cet agent s'était fait connaître.

De nouvelles connaissances en physique devant naturellement faciliter la résolution de bien des problèmes

encore obscurs, je me mis à chercher parmi les faits physiologiques encore inexpliqués qui me revenaient à la mémoire ceux qui pouvaient avoir quelque rapport avec mes expériences. Je ne tardai pas à m'arrêter aux fièvres intermittentes. Je me rappelai que, dans les régions paludéennes insalubres que j'avais habitées, l'effet du sulfate de quinine était devenu un second fléau, que beaucoup de malades, à force de s'être coupé les fièvres avec la quinine, chaque fois qu'ils avaient une rechute, avaient fini par préférer le mal au remède, et qu'enfin, poussés par le désespoir et la misère, ils essayaient de combattre leur affection à l'aide des procédés les plus variés. J'avais remarqué que c'étaient surtout les remèdes appliqués à l'extérieur qui donnaient de bons résultats, et je compris que plusieurs d'entre ceux-ci, réputés infaillibles, devaient dégager l'agent physique qui m'occupait tant alors. J'étais d'autant plus autorisé à admettre l'intervention de cet agent physique, que la première atteinte d'un accès de fièvre intermittente commence à se faire sentir exactement à la même place où l'on ressent ordinairement cette mystérieuse impression, quand on est sous l'influence du nouvel agent.

Un des remèdes extérieurs auxquels je viens de faire allusion, consistait à enduire de térébenthine de Venise un assez large ruban de papier, et à coller ce ruban sur l'épine dorsale, dans toute la longueur de cette dernière. Un autre remède consistait à entourer les poignets du malade d'emplâtres composés d'un mélange de myrrhe, d'aloès et de térébenthine de Venise. J'ai constaté que ces emplâtres avaient les mêmes propriétés physiques que mes petits appareils, quoique à un moindre degré.

Je me mis alors à la recherche d'un fiévreux et me trouvai bientôt en relation avec un ouvrier catalan qui avait les fièvres tierces depuis deux ans. Nombre de fois on lui avait coupé le mal à l'aide de fortes doses de quinine, mais la fièvre était toujours revenue, et, depuis quelques mois, le découragement l'avait pris. Il ne luttait plus contre la maladie, car il avait fini par prendre la quinine en horreur. Son accès devait revenir le lendemain à midi. Je préparai à la hâte une pile composée de douze plaques de vessie bien planes, de 8 centimètres de large sur 10 centimètres de long, et qui alternaient avec autant de papiers blancs de même dimension. Pour augmenter l'effet de l'appareil, j'avais imbibé les papiers d'une solution de bisulfate de quinine à un demi pour cent, puis je les avais séchés. Je plaçai cette petite pile entre deux papiers non préparés, et j'assujettis le tout avec quelques points de couture. Le lendemain, à 11 heures, l'appareil fut appliqué au malade, directement sur la peau, entre les reins, et maintenu en place au moyen d'une ceinture de laine ; il ne devait être enlevé qu'à 5 heures du soir. L'accès de fièvre ne se présenta pas à midi, et l'ouvrier prit son repas accoutumé avec un très-grand appétit ; il était guéri. La fièvre avait été coupée sans retour par une simple influence physique, et ce n'était pas un effet du hasard, car j'ai guéri de la même manière, coup sur coup, dix-neuf autres fiévreux. Deux ans et demi plus tard le même ouvrier reprit les fièvres tierces. Il ne voulait être guéri que par moi ; j'étais revenu en Alsace ; son directeur m'écrivit. Je lui envoyai un appareil par la poste, et cette fois encore il fut guéri en une séance. Le directeur, que j'ai revu depuis, m'a assuré qu'à la même époque il avait traité trente fiévreux avec le même appareil, et qu'il les avait tous guéris sans aucune exception.

Cette précieuse propriété du nouvel agent physique était une preuve indirecte de son existence. Les fiévreux m'en ont encore fourni une preuve plus directe, car je constatai que tout malade atteint de fièvres intermittentes ressent un fourmillement très-prononcé dans la paume des mains, quand on lui fait saisir et conserver quelque temps dans les mains le fil conducteur d'un de mes appareils.

A partir du jour où j'avais obtenu de si beaux résultats avec les fiévreux, ma découverte n'était plus seulement une curiosité scientifique, elle était devenue un bienfait, et je me fis un devoir de la livrer à la publicité. Dans la brochure que je fis paraître en octobre 1866, ayant à donner un nom au nouvel agent physique, je m'étais décidé pour celui de *fluide vital*. Ce nom a été généralement aussi mal interprété qu'il avait été mal choisi, et je me suis empressé de lui substituer celui de *fluide organique*. Aujourd'hui, je remplace ce dernier nom par celui d'*atonicité* qui signifie végétativité (de l'adjectif ἄτονος qui se trouve dans l'expression βίος ἄτονος — vie végétative). Dans la deuxième partie de cette étude, je justifierai cette dénomination, et, pour donner plus d'unité et de cohésion à mon livre, je me servirai par anticipation du mot *atonicité* dans les pages qui vont suivre.

Quelques mois après ces premières guérisons, j'eus un insuccès que je dois mentionner ici, parce qu'il est très-instructif. Le docteur Bach, alors professeur à la Faculté de Strasbourg, voulut bien se charger de traiter par ma méthode quelques douaniers atteints de fièvres intermittentes. Je préparai pour cet essai des piles en forme de compresse, plus grandes et plus énergiques que celles que j'avais employées jusqu'alors, et, dans le but de rendre ces appareils plus solides, je les introduisis dans des sachets de peau de veau. A ma grande surprise, ces appareils ne produisirent aucun effet appréciable sur les malades ; c'était le premier insuccès que j'eusse eu à enregistrer. J'examinai alors mes nouvelles piles avec une attention scrupuleuse, et je ne tardai pas à m'apercevoir qu'elles fonctionnaient très bien en dehors des sachets, mais que, dès qu'on les enfermait dans ces derniers, il devenait impossible de percevoir un dégagement d'atonicité. La peau de veau en elle-même est très-bonne conductrice de l'atonicité, mais celle dont je m'étais servi pour confectionner mes sachets était très-grasse et avait été corroyée à l'excès avec de l'huile de baleine ; or, l'huile de baleine est mauvaise conductrice de l'atonicité ainsi que d'un autre agent physique que je décrirai plus loin, et l'une des principales destinations de cette matière grasse, que l'on trouve sous la peau de tous les cétacés et de beaucoup de poissons de mer, paraît être de retenir dans l'animal les différents agents physiques nécessaires à la vie et d'empêcher leur trop grande diffusion dans l'eau. Le spermaceti et la stéarine sont également mauvais conducteurs de l'atonicité.

Mulhouse, 1867.

Ma première publication n'avait guère de valeur en dehors de ce qui y était relatif aux fièvres ; peu de personnes s'y intéressèrent, et je me hâtai de la retirer. Je poursuivis mes recherches avec persévérance, et, pendant quelque temps, j'essayai vainement de donner satisfaction à mes amis qui, tous, me demandaient de leur présenter un appareil dans le genre de l'électromètre, pouvant signaler à la vue, au moyen d'un mouvement quelconque, la présence de l'atonicité, exigence toute naturelle, car, comme je l'ai déjà dit, l'homme, pour croire, veut voir, et dans le cas présent, on ne se contentait pas de preuves indirectes. Cinq années plus tard, j'eus le bonheur de rencontrer, tout fait dans la nature, cet instrument tant désiré et si longtemps cherché ; il fera le sujet principal de la seconde partie de cette étude.

Ma constante préoccupation était de perfectionner mes appareils. Je ne ferai pas assister le lecteur aux nombreux essais que j'ai faits dans ce sens, et aux raisonnements qui me les ont dictés ; je me contenterai de décrire deux piles que je considère comme les meilleures parmi toutes celles que j'ai successivement confectionnées. Comme j'avais trouvé que le verre est très-mauvais conducteur de l'atonicité, je construisis mes piles dans des tubes de verre. Ces tubes avaient 25 millimètres de diamètre intérieur et 24 centimètres de longueur ; je les remplis avec des couches alternatives de 15 millimètres de cyanure de potassium en poudre et de petit-lait desséché ; toutes ces couches étaient séparées les unes des autres par des disques de vessie. Les deux extrémités de ces tubes étaient fermées par des bouchons de liége traversés chacun par l'extrémité d'un cordon de soie de 2 à 3 millimètres d'épaisseur et de 1 mètre de longueur. La soie se trouvait ainsi en contact intime avec les dernières couches de la pile. Quand on saisit un de ces tubes de la main droite, et qu'on rassemble les deux fils conducteurs dans la main gauche, on est envahi au bout de peu de temps par l'atonicité qui se dégage de l'appareil. Tous les fiévreux sur lesquels j'ai opéré, ont ressenti, sans avoir été prévenus, le fourmillement dans la paume des mains, et tous, même les plus incrédules, ont été guéris. L'imagination ne joue donc aucun rôle dans ce genre de traitement, pas plus que la fatigue et l'attention soutenue par lesquelles certaines personnes ont prétendu expliquer l'effet bienfaisant de mes appareils, car il n'y a aucun inconvénient à ce que le malade soit commodément installé dans un fauteuil et lise tranquillement son journal pendant les trente ou quarante-cinq minutes que doit durer l'opération.

Le second des appareils auxquels j'ai donné la préférence sur les autres, ressemblait extérieurement au premier, avec cette différence qu'au lieu de couches de cyanure de potassium et de sucre de lait, j'y empilais alternativement des papiers albuminés et des papiers quininés découpés à l'emporte-pièce, de manière à remplir exactement le calibre du tube. Pour albuminer les papiers, je les enduisais d'une dissolution de 600 grammes d'albumine du sang et 300 grammes d'urée dans un litre d'eau, puis je les faisais sécher. Les papiers quininés avaient été trempés tout simplement dans une dissolution aqueuse de bisulfate de quinine aux 2 %, puis séchés. Les couches de papier albuminé avaient 1 centimètre et celles de papier quininé 5 millimètres d'épaisseur. Je justifierai plus loin le choix que j'ai fait de l'albumine et de l'urée. La confection de ces derniers appareils correspond à une époque où mes études étaient déjà plus avancées.

Je dois mentionner un fait extraordinaire dont je n'ai pas encore trouvé l'explication. Il consiste en ce que parmi les tubes ainsi convertis en piles, il y en a toujours un quart ou un tiers qui se cassent sans cause apparente, vingt-quatre ou trente-six heures après leur remplissage. Je possède des tubes vides, préparés depuis six ans et munis de leurs bouchons depuis le même temps ; ces tubes ont voyagé et ont passé par les alternatives du froid de l'hiver et de la chaleur de l'été, sans qu'un seul se soit jamais cassé. Eh bien ! si je les garnis avec précaution des substances nécessaires pour produire de l'atonicité, quelles que soient d'ailleurs ces substances : cyanure, papier, etc., je constate toujours une casse de 25 ou de 30 % d'entre eux pendant les deux jours qui suivent le moment de leur confection, et cela, même dans un appartement à température constante, tenu soigneusement fermé. La cassure se produit toujours à l'endroit des bouchons ; ces derniers sont généralement fort peu serrés, et, comme je l'ai mentionné plus haut, sont en place depuis des années. Comme cet accident n'a lieu que sous l'influence de l'atonicité, il en résulte que cet agent physique est capable, dans certaines circonstances, d'opérer dans le verre, soit une dilatation, soit une contraction, soit un mouvement vibratoire, en un mot une action mécanique que j'espère un jour mettre à profit pour signaler la présence de l'atonicité.

Comme je l'ai déjà indiqué plus haut, j'avais remarqué dans le cours d'une de mes observations, que j'étais plus fortement impressionné par l'atonicité quand je la recevais d'une manière intermittente. Ce fait s'est pleinement confirmé depuis ; un même appareil produit des effets incomparablement plus intenses quand il agit par intermittence que quand il agit d'une manière continue. Rien de plus simple que d'obtenir un courant intermittent du premier appareil venu. Il suffit pour cela de lier les cordons conducteurs à la partie moyenne d'une baguette de verre ou de fer, de saisir de la main gauche une des extrémités de la baguette, et de promener rapidement sur cette dernière un ou deux doigts de la main gauche. En glissant sur la baguette, dans le sens de sa longueur, les doigts se trouvent un instant en contact avec le nœud du cordon conducteur; ce contact se répète quand on ramène les doigts le long de la baguette, et, en allant et en revenant un peu vivement, on obtient aisément six contacts par seconde, c'est-à-dire qu'on se trouve six fois par seconde sous l'impression de l'atonicité. Ce moyen est excellent, mais il ne peut s'appliquer qu'aux personnes. Si l'on veut faire agir un courant intermittent sur des animaux ou des plantes, il faut avoir recours à des appareils spéciaux qu'on peut varier à l'infini. Un des plus pratiques consiste en un tube cylindrique de verre ou de fer de 5 centimètres de diamètre et de 25 centimètres de haut. Ce tube tourne sur un axe vertical et reçoit son mouvement d'une poulie horizontale portant une manivelle. D'un côté du tube, et sur presque toute sa longueur, on colle un fort ruban de soie de 1 centimètre de largeur; le tube lui-même est engagé dans deux écheveaux de soie, situés, l'un vers sa partie inférieure, l'autre vers sa partie supérieure; ces deux écheveaux se dirigent horizontalement vers une forte baguette de verre verticale, et sont fixés contre celle-ci au moyen de ressorts en boudin qui les maintiennent dans une tension convenable. On imprime au tube un mouvement de rotation, à raison de 150 ou 200 tours à la minute. A chaque tour, les écheveaux se trouvent pendant un moment en communication entre eux par l'intermédiaire du ruban de soie qui est collé contre le tube; pendant un autre moment cette communication est interrompue. L'écheveau du bas est mis en rapport avec l'appareil producteur de l'atonicité, et l'écheveau du haut est mis en relation avec le corps sur lequel on veut agir.

On peut se demander si c'est bien l'intermittence qui, dans ces sortes d'expériences, augmente l'effet produit par l'atonicité, ou si ce n'est pas plutôt le frottement. Depuis qu'un simple frottement m'a donné des résultats presque analogues, je penche assez vers cette dernière supposition. J'ai, du reste, obtenu dans ces derniers temps une augmentation d'intensité remarquable, en remplissant au tiers un petit tambour de carton avec de fortes pilules de cire renfermant du sulfate de quinine, et en faisant tourner ce tambour sur son axe, après l'avoir monté sur un léger bâtis de fer. Il se produit ici plutôt un entre-choquement qu'un frottement. Je me borne à enregistrer et à mentionner ces faits bien constatés, qu'il me serait impossible d'expliquer.

Le lecteur est sans doute étonné de l'aplomb avec lequel je déclare que, dans tel et tel cas, un certain agent physique exerce une action plus ou moins forte, et il est en droit de me demander des preuves directes à l'appui de mes affirmations. Ces preuves, je ne puis les donner que depuis 1871, et on les trouvera plus loin. Jusqu'à cette époque, je ne possédais aucun autre moyen direct de constater la présence de l'atonicité que mes propres impressions, mais je m'étais si bien exercé dans la manière de percevoir cet agent, que je distinguais très-facilement la présence de 5 centigrammes de sulfate de quinine dissous dans quelques grammes d'eau acidulée et renfermés dans un petit flacon hermétiquement bouché avec un bouchon de liége, ou même cacheté avec de la gomme laque. Il me suffisait de tenir la partie bouchée pendant quelques minutes en communication avec l'index ou la paume de la main, de n'être dérangé par personne, et de bien pouvoir observer les sensations extrêmement délicates que j'éprouvais dans la partie lombaire de mon corps. C'est ainsi que j'ai déterminé la force de mes appareils, c'est encore ainsi que j'ai trouvé les corps qui dégagent spontanément de l'atonicité, et c'est ainsi enfin que j'ai pu distinguer les bons et les mauvais conducteurs de cet agent physique ; et, lorsque plus tard j'eus découvert un moyen de contrôle infaillible, j'eus la satisfaction de constater que je ne m'étais presque jamais trompé dans mes appréciations. Cependant, je dois avouer que la perception d'un dégagement d'atoniticité est chose extrêmement délicate, demandant du tact, et surtout de la confiance en soi-même. Pour y réussir, il faut ne pas hésiter, et s'affranchir du préjugé trop généralement enraciné qui attribue à des effets de l'imagination toutes les sensations assez faibles pour être taxées de sensations vagues.   •

WESSERLING, 1871.

Comme les effets de l'atonicité ne se font sentir que dans le voisinage des grands plexus nerveux, j'ai admis depuis longtemps que cet agent n'envahit, ou ne peut envahir que le système nerveux ganglionnaire, et qu'il ne peut atteindre les nerfs moteurs et sensitifs qu'à l'endroit de leurs anastomoses avec les nerfs sympathiques. En effet, quand on est sous l'influence de l'atonicité, c'est à l'endroit du plexus lombaire que l'on sent cette espèce de vibration sourde et mystérieuse à laquelle on ne saurait donner aucun nom, mais dont la constante apparition prouve l'existence réelle. De plus, cette vibration est comme une espèce d'invitation à faire certains mouvements, et, si on se laisse aller à cette sollicitation, ces mouvements ont involontairement lieu. Il va sans dire qu'ils ne se produisent pas si on leur oppose la moindre résistance, seulement on ressent alors à la longue, dans la région affectée, une légère fatigue qui devient quelquefois désagréable. Faute de pouvoir apprécier et saisir ces mouvements, la fatigue locale et très-caractéristique dont je parle, peut servir d'indice pour reconnaître la présence et l'action d'un afflux d'atonicité. Les mouvements que j'avais observés n'étaient pas toujours les mêmes, mais ils avaient toujours visiblement le même point de départ. Le bassin se portait légèrement, tantôt en avant, tantôt en arrière, tantôt enfin à gauche ou à droite. Ce n'est qu'en 1871 que j'ai réussi à saisir et à comprendre le mécanisme et la vraie cause de ces mouvements ; voici comment je me les explique. Lorsqu'un nerf moteur est impressionné par l'atonicité à l'endroit de son anastomose avec un nerf sympathique, le nerf moteur perd un peu de sa faculté dynamique, et imprime alors au muscle qu'il régit une contraction un peu moindre qu'il ne le ferait s'il était dans son état normal ; il en résulte une faible rupture d'équilibre avec les muscles antagonistes, rupture d'équilibre qui s'accuse par un léger mouvement, si la volonté ne réagit pas pour en empêcher l'accomplissement. Ainsi, quand le corps est sous l'influence d'un afflux d'atonicité, on peut parfaitement constater le relâchement d'un des muscles régis par chacun des grands plexus nerveux. Je m'occuperai d'abord du plexus lombaire. Parmi les muscles qui sont régis par les nerfs de ce plexus, c'est le muscle droit antérieur de la cuisse qui se trouve affecté et un peu relâché sous l'influence de l'atonicité. Pour en fournir la preuve, quelques explications sont nécessaires. Quand un homme est debout dans la position d'un soldat au port d'arme, le muscle droit antérieur est assez fortement tendu pour maintenir les genoux rentrés. Si, dans cette position, le muscle en question se détendait brusquement, l'homme tomberait à genoux ; si, au contraire, ce muscle venait à subir un relâchement équivalent au centième ou au deux centième seulement de l'effort total qu'il fait, ce petit relâchement passerait inaperçu. Mais, si l'homme dont nous parlons quitte la position droite pour en prendre une nouvelle dans laquelle le muscle droit antérieur n'a qu'à faire un effort très-minime pour maintenir les genoux rentrés, cet effort minime peut être entièrement annulé par le faible relâchement mentionné ci-dessus. C'est en effet ce qui a lieu quand on porte le bassin en arrière, en ne ployant le corps que dans les articulations fémorales; il arrive alors un moment où les cuisses sont en arrière du centre de gravité du corps, et où les muscles grands droits antérieurs n'ont plus qu'une très-faible tension, car, dans cette position inclinée des jambes, il ne faut qu'un très-faible effort pour maintenir les genoux à leur place. Si, quand on a atteint cette position, on laisse pendre librement les bras, et si l'on saisit entre les doigts le fil conducteur d'un appareil, ou un corps quelconque dégageant de l'atonicité, on ne tarde pas à sentir légèrement fléchir les genoux. Si les deux jambes supportent chacune leur part égale du poids du corps, les deux genoux fléchiront à la fois; si le poids du corps porte davantage sur la jambe droite, c'est la jambe gauche seulement qui fléchira, et c'est à cette dernière position qu'il faut donner la préférence, car, en portant le poids du corps plus ou moins complètement sur la jambe droite, on arrive aisément dans la jambe gauche à réduire à un minimum nécessaire la tension du muscle droit antérieur et la tendance du genou à fléchir.

Dans le plexus brachial, c'est le nerf régissant les muscles pectoraux qui est affecté par un afflux d'atonicité, et l'existence de cet afflux peut être indiqué par le relàchement de ces muscles. Pour bien saisir le changement qui se produit dans les pectoraux, il faut s'y prendre de la manière suivante. Il faut se tenir debout, droit, fermer mollement les mains et les placer à 5 centimètres de la bouche et à la même distance l'une de l'autre ; on élève alors les coudes à la hauteur des épaules. Dans cette position, les muscles pectoraux n'ont rien à faire pour contrebalancer la pesanteur des bras; ce n'est que quand on incline le thorax très-légèrement en arrière, que les muscles pectoraux ont à faire un effort presque imperceptible pour empêcher les bras de se porter en arrière, car leur poids sollicite ces derniers un peu dans cette direction, à cause de l'inclinaison du thorax. Le travail que fournissent les muscles pectoraux est d'autant plus faible que l'inclinaison est moindre, et ce travail peut être gradué à volonté. Si, alors, pendant qu'on est dans cette position, on met une des mains, ou toutes les deux, en communication avec un corps qui dégage de l'atonicité, et qu'on s'abandonne complètement, en annulant, pour ainsi dire, sa volonté, on ne tarde pas à

voir grandir la distance qui sépare les deux mains l'une
de l'autre, et les coudes se porter peu à peu en arrière ; le
faible relâchement éprouvé par les pectoraux a annulé
le petit effort que faisaient ces muscles. De plus, l'action
des muscles de l'omoplate, qui faisaient une certaine
opposition à la très-légère tension des pectoraux, prend
alors le dessus, et la poitrine se distend visiblement.

Enfin, il est possible de produire un troisième mouvement qui doit partir du plexus cervical, car c'est un
mouvement de la tête. Le sommet du crâne décrit un
demi-cercle horizontal. Je n'ai pas encore pu découvrir
quels sont les muscles qui sont en jeu dans ce mouvement compliqué et assez difficile à obtenir ; je me borne
à le mentionner (*).

Je le répète, il faut beaucoup de tact pour réussir dans
ces expériences. Il faut savoir céder à ces mouvements,
c'est-à-dire qu'il faut savoir ne pas résister à la sollicitation
qui préside à leur accomplissement ; il faut aussi savoir
s'arranger de manière à ne pas les provoquer par l'imagination. Que les personnes tentées de croire que tous ces
phénomènes ne reposent que sur une illusion, n'oublient
pas que c'est à l'aide de ces sensations nerveuses, de
ces petits mouvements produits, que j'ai découvert un
nouvel agent physique, et que j'en avais déjà fait une
étude consciencieuse, quand un moyen de contrôle
infaillible est venu confirmer tout ce que j'avais déjà
trouvé par mes propres sensations.

(*) J'ai la conviction que c'est dans ces petits mouvements
involontaires que réside tout le secret du phénomène si curieux
des tables tournantes, qui ont tant occupé toutes les classes de
la société, il y a une vingtaine d'années.

Mes recherches m'avaient enseigné que l'atonicité a la propriété de guérir les fièvres intermittentes ; que le sulfate de quinine est une source constante d'atonicité ; et, enfin, il était avéré depuis longtemps qu'un régime au quinquina, très modéré, mais journalier, est un préservatif contre les fièvres, dans les contrées paludéennes.

Ces différentes considérations me firent supposer que l'atonicité pourrait bien être un agent nécessaire à la vie, et qu'un déficit de cet agent devait, dans ce cas, occasionner nécessairement, chez les êtres vivants, une certaine perturbation dans l'économie et faciliter la contractation de certaines maladies, celles des fièvres paludéennes, par exemple. Comme ces fièvres ne sévissent, pour ainsi dire, que dans des milieux atmosphériques et telluriques spéciaux, je supposais que ces milieux devaient avoir la propriété d'absorber ou de neutraliser en partie l'atonicité chez l'homme et les animaux, et que ceux d'entre eux chez qui les sources de cet agent n'étaient pas assez puissantes pour réparer les pertes éprouvées, devaient succomber, ou tout au moins donner prise aux atteintes de maladies graves.

Quelles sont ces sources de l'atonicité chez les animaux ? Telle est la première question que je me posai. Dès le début de mes recherches, quand je croyais encore que l'atonicité était produite par la réaction de certaines matières azotées sur les hydrocarbures en général, je fus conduit à chercher la source de cet agent physique de préférence dans le sang, où de grandes quantités d'albumine sont toujours en contact avec un peu de sucre. Pour

mettre cette hypothèse à l'épreuve, je préparai une dissolution d'albumine, et j'y introduisis une assez forte
quantité de sucre; mais, à ma grande surprise, je ne pus
distinguer dans ce mélange la moindre trace de dégagement d'atonicité. Le lendemain (11 février 1867), j'eus
l'idée d'ajouter un peu de fer métallique en poudre à
cette dissolution d'albumine sucrée, et, à l'instant, je
constatai un dégagement considérable d'atonicité, dégagement qui dura plusieurs jours. C'était une découverte
qui ne pouvait manquer d'avoir une grande importance:
le fer, en agissant sur l'albumine, occasionnait un dégagement d'atonicité. J'ai constaté depuis que le sucre ne
joue aucun rôle dans cette réaction. Il me fut impossible
alors de m'expliquer ce phénomène; ce n'est que cinq
années plus tard que je parvins à résoudre le problème;
j'en parlerai dans la deuxième partie de ce livre, au
chapitre consacré à une nouvelle propriété physique du
fer. Pour le moment, je savais que le fer est absolument
mauvais conducteur de l'atonicité, car je ne pus percevoir
les effets de cet agent à travers un fil de fer. Je voulus
connaître les propriétés de l'albumine sous ce même
point de vue. A cet effet, je remplis d'albumine un tube
de verre préparé pour faire une pile. Ce tube était muni
de ses deux bouchons et des cordons conducteurs; j'attachai à l'un de ces cordons l'un des conducteurs d'une de
mes meilleures piles, et je saisis avec la main le cordon
libre du tube chargé d'albumine. Aucune trace d'atonicité
ne parvint jusqu'à moi; le cordon libre de la pile n'en
dégageait même presque plus. D'après ce résultat, je ne
pouvais considérer précisément l'albumine comme un
mauvais conducteur; elle possédait plutôt une propriété
neutralisante, car elle me parut apporter obstacle au

fonctionnement d'une pile avec laquelle elle ne communiquait qu'à l'aide de fils conducteurs. (Ce n'est que quelques années plus tard que je trouvai la véritable cause de ce phénomène, qui est dû à la propriété absorbante de l'albumine; cette substance, avant d'arriver à son point de saturation, absorbe de très-grandes quantités d'atonicité.)

La propriété que possédait l'albumine de neutraliser l'effet de l'atonicité était analogue à celle que j'attribuais aux terrains sur lesquels on contracte les fièvres. En se mettant pendant longtemps en contact avec d'assez fortes quantités d'albumine, on devait donc se trouver dans les mêmes conditions physiques qu'en séjournant sur les susdits terrains. J'en fis l'essai par moi-même. Je m'appliquai sur les reins tous les jours, pendant quelques heures, un kilogramme d'albumine du sang renfermé dans un sachet de toile de lin (*). Je ne tardai pas à avoir de la fièvre tous les jours à la même heure; cette fièvre n'avait nullement le caractère des fièvres paludéennes; c'était la fièvre qui accompagne presque toutes les indispositions, ou qui précède les maladies graves. Après l'avoir observée pendant plusieurs jours, je cherchai à rentrer dans mon état normal en me restituant l'atonicité que j'avais dissipée. A cet effet, je me mis pendant toute une nuit en

(*) Le hasard m'avait bien servi dans cette occasion. Comme l'albumine était humide, et que j'y avais trouvé une assez grande quantité de petits vers blancs, avant de m'en servir, je la soumis pendant deux heures à une température de 100°. Or, j'ai trouvé depuis que l'albumine, humectée d'abord, puis chauffée et séchée, a des propriétés absorbantes beaucoup plus grandes que l'albumine qui a été maniée et remaniée, et a déjà eu l'occasion d'absorber une certaine quantité d'atonicité.

communication avec une de mes piles. Il s'opéra aussitôt une forte réaction ; au bout de quelques heures, j'éprouvai aux cuisses, sur les muscles droits antérieurs, une démangeaison très-aiguë ; plus tard, cette démangeaison se présenta sur les muscles pectoraux ; le lendemain apparurent de très-petits boutons, et j'eus beaucoup à souffrir d'une affection cutanée qui régnait alors et qui avait un caractère épidémique. Je ne puis encore rien préciser à cet égard, mais j'ai la conviction intime qu'en temps d'épidémie, ces sortes d'expériences présentent un danger sérieux. Je tenais trop à ma santé pour refaire des expériences sur ma propre personne, et je me mis à étudier les effets de l'atonicité sur des lapins.

J'installai trois lapins dans autant de cages légères en bois de sapin ; j'isolai les deux premières cages en les suspendant à des fils de fer ; la troisième reposait sur un banc et n'était pas isolée. Chaque cage était munie d'un ratelier, et, à l'extrémité du plancher un peu incliné, une ouverture grillée retenait les excréments, et laissait écouler les urines dans un vase suspendu immédiatement au dessous. Pour maintenir le premier lapin sous l'influence d'un excès d'atonicité, je couchai sur sa cage un flacon renfermant un kilogramme de cyanure de potassium ; ce flacon était hermétiquement bouché et scellé à la gomme laque ; une corde de laine traversait le bouchon et communiquait par un bout avec le cyanure de potassium, et par l'autre bout avec le dessus de la cage. Pour produire chez le second lapin un déficit constant d'atonicité, je couchai sur la cage qu'il occupait un kilogramme d'albumine du sang renfermé dans un sac en papier, et je liai sur chacun des deux côtés de la cage une quantité égale d'albumine contenue de même dans·des sacs. Enfin, la troisième cage non isolée demeurait dans les conditions ordinaires.

Les lapins pesaient environ 1,500 grammes et recevaient pour nourriture, tous les jours, 25 grammes d'avoine mondée et des choux à discrétion. Pendant toute la durée de l'expérience, ils consommaient à peu de chose près tous les trois la même quantité de nourriture.

Pendant dix-sept jours, je mesurai tous les matins l'urine qu'avait rendue chacun des trois lapins, et je dosai l'urée.

A partir du premier jour, le premier lapin donna de jour en jour moins d'urine, tandis que le deuxième en évacuait de jour en jour davantage, au point que du cinquième au sixième jour le premier lapin n'en fournissait plus que 85 grammes, tandis que le deuxième en produisait 500 grammes (le tiers de son poids). Du sixième jour au dix-septième, la quantité d'urine quotidienne du premier lapin varia entre 80 et 112 grammes. et celle du deuxième lapin varia entre 450 et 500 grammes, Pendant toute la durée de l'essai, le lapin normal donna journellement de 180 à 210 grammes d'urine.

Du premier jour au dernier, l'urée demeura en quantité invariable chez les trois lapins, malgré la grande différence de leur production d'urine. Chaque lapin fournissait 4 $\frac{1}{2}$ grammes d'urée par vingt-quatre heures.

Je n'ai jamais pu constater la moindre trace de sucre dans les urines du deuxième lapin ; en revanche, la quantité de phosphate ammoniaco - magnésien était énorme et anormale, et l'animal dépérit visiblement. Le dix-septième jour, son poids avait diminué de 210 grammes, tandis que le poids du premier lapin avait augmenté de **80** grammes. Le poids du lapin normal n'avait pas varié.

A l'époque où je faisais ces expériences (fin 1867), je croyais que l'atonicité était un stimulant des forces vitales ; je n'étais donc pas surpris de voir prospérer le premier lapin et de voir dépérir le deuxième ; mais je ne m'expliquais pas la grande stimulation des sécrétions que je constatais précisément chez le lapin appauvri en atonicité ; à cet égard l'atonicité était donc plutôt un agent modérateur. Je m'étais attendu à ce que, chez le deuxième lapin, les forces vitales fissent un effort pour réparer les pertes d'atonicité, et que de cet effort résultât une plus grande production d'urée. En un mot, ce qui se passa dans le deuxième lapin demeure incompréhensible sans la connaissance d'une autre action physique qui fera le sujet de la seconde partie de cette étude.

Je ne connaissais encore dans les animaux qu'une seule source d'atonicité, le sang, et j'avais vu que le fer y joue un rôle important. Il m'importait par conséquent de voir si, chez le premier de mes lapins, une source extérieure d'atonicité diminuait peu à peu la source naturelle intérieure, et si la proportion du fer ne diminuait pas à la longue dans le sang, si, de plus, chez le deuxième lapin, les forces vitales employées à réparer les pertes, ne produisaient pas un effet inverse, c'est-à-dire une augmentation de la quantité de fer que renfermait son sang. Le dix-septième jour, j'abattis donc les trois lapins, et je dosai le fer dans leur sang et dans leurs rates. Dans le sang, la proportion de fer différait à peine chez les trois lapins ; le sang du premier et du troisième renfermait 0,038 % de fer, et celui du deuxième en avait 0,040 %. Cependant, dans les rates, la différence était plus marquée ;

la rate du deuxième lapin renfermait 11,7 $^0/_0$ plus de fer que les rates des deux autres. Ici, une particularité me frappa. Dans la rate du lapin normal, ainsi que dans celle du premier lapin, la proportion du fer était assez exactement la même que dans le sang; or, comme dans cet organe, il faut déduire des tissus nombreux et fort compliqués, il en résulte que la boue splénique doit être beaucoup plus riche en fer que le sang. La rate du deuxième lapin était engorgée; elle pesait près du double des rates des autres lapins. Les tissus devant être les mêmes dans les trois rates, il en résulte que les 11,7 %, de fer que j'ai trouvés en plus dans la rate du deuxième lapin provenaient de la plus grande proportion de boue splénique contenue dans cette rate engorgée. Pour mieux me rendre compte de ce fait, j'ai analysé une rate de cochon, les rates de lapin étant trop petites pour ce genre de recherches. Or, voici ce que j'ai trouvé: Une rate de cochon du poids de 195 grammes fut coupée en fines lanières, et ces lanières furent pétries dans l'eau jusqu'au moment où elles n'y produisirent plus ni trouble ni coloration. La masse lavée fut étalée sur un linge et couchée sur une brique bien poreuse, jusqu'à ce que ses tissus épuisés ne renfermassent plus que 25 % d'eau; leur poids était alors de 63 grammes qui, défalqués du poids total de la rate fraîche, donnent 132 grammes pour le poids de la boue splénique et du sang que renfermait cet organe. Avant de laver la rate, j'en avais détaché quelques grammes, dans lesquels je trouvai 0,04 % de fer, soit 0,078 gramme pour la rate entière. Ce fer, réparti sur la boue splénique (car celui que renferment les tissus forme une quantité insignifiante), représente le 0,059 % de cette dernière, qui est, par consé-

quent plus riche en fer que le sang dans la proportion
de 148 à 100.

Je vais ici m'écarter un peu de mon sujet pour décrire
la méthode que j'emploie pour doser le fer dans un objet
aussi petit que la rate d'un lapin, qui pèse souvent moins
d'un gramme. Avec cette méthode, on peut doser d'une
manière certaine jusqu'à un deux cent millième de
gramme. Voici comment j'opère. Je fais sécher au bain-
marie dans une capsule de porcelaine, la rate, ou de
4 à 5 grammes de sang ; puis, je carbonise la matière
sèche, dans la même capsule, sur une bonne lampe, et,
immédiatement après, je projette par petites fractions la
matière charbonneuse dans 5 grammes de nitrate de
potasse fondu ; après chaque addition de charbon, j'augmente un peu la température pour arriver à la décrépi-
tation ; quand tout le charbon est détruit, je laisse refroidir la masse saline, et je la dissous à chaud dans un peu
d'eau. On aperçoit alors le fer à l'état d'oxyde rouge au
fond de la capsule. Pendant que la dissolution est encore
chaude, j'y laisse tomber, en remuant la liqueur, quinze
gouttes d'acide chlorhydrique, et, lorsque tout le fer est
dissous, j'ajoute quelques gouttes d'une solution de sulfocyanure de potassium, et je verse le tout dans un tube
de verre gradué. Le sulfocyanure de potassium colore les
dissolutions de sels de peroxyde de fer en rouge brun, et
cette coloration est d'autant plus foncée qu'il y a plus de
fer. Je verse alors une quantité connue d'une faible dissolution titrée de perchlorure de fer dans un second tube
gradué qui doit être de même calibre et de même épaisseur que le premier ; je colore également cette liqueur
titrée avec quelques gouttes de sulfocyanure, puis j'ajoute
enfin à la dissolution la plus colorée l'eau nécessaire

pour la ramener aussi exactement que possible à la même coloration que la liqueur la plus claire. Si les tubes sont gradués en centimètres cubes, on connait toujours la quantité de fer contenue dans le tube qui renferme la liqueur titrée, et, en tenant compte de la proportion qui existe entre le volume des deux dissolutions, on calcule aisément la quantité de fer qui se trouve dans la liqueur d'essai. Pour faire la liqueur titrée, je dissous 5 décigrammes de fer dans 10 grammes d'acide chlorhydrique et 10 grammes d'acide nitrique, et j'étends la dissolution jusqu'à un litre avec de l'eau distillée. Avant de me servir de cette préparation, j'en délaye une partie avec neuf parties d'eau ; il en résulte que la liqueur titrée telle que je l'emploie ne renferme que 5 centigrammes de fer par litre.

Pour les dosages d'urée, il importe de ne pas oublier la remarque de M. Bouchardat fils, que le nitrate d'urée se décompose à une chaleur de 100° en nitrate d'ammoniaque et en urée. J'ai trouvé qu'un gramme de nitrate d'urée ne pèse plus que 60 centigrammes après cette décomposition. Cette donnée m'a servi à corriger d'anciennes erreurs.

Après cette courte digression chimique, je reviens à mes essais physiologiques. Je refis, en la variant un peu, mon expérience sur les lapins. Cette fois-ci les trois cages furent isolées. Le premier lapin se trouvait, comme la première fois, sous l'influence physique du cyanure de potassium ; le deuxième était sous l'influence de l'albumine, mais pendant la nuit seulement ; et le troisième subissait, pendant le jour, l'influence du cyanure de potassium, et, pendant la nuit, celle de l'albumine. Le cinquième jour déjà, le premier lapin ne fournit que

110 grammes d'urine, tandis que le deuxième en donna
420 grammes ; le sixième jour, le premier en évacua 95, et
le deuxième 490 grammes ; le même jour, ce dernier eut
une violente diarrhée qui se passa dans la soirée. J'aurais
dû pousser plus loin mon expérience, mais d'autres
préoccupations m'en empêchèrent. Pendant les sept
jours que durèrent ces dernières observations, un fait
singulier me frappa chez le deuxième lapin. Le matin,
quand je lui donnais sa nourriture, il se jetait sur elle
avec avidité, comme ses camarades, mais quand, dans le
même moment, je débarrassais brusquement sa cage de
l'albumine qui la garnissait, l'animal restait comme pé-
trifié, et ne mangeait pas pendant une vingtaine de minutes. Le brusque changement de milieu physique
auquel je le soumettais ainsi pourrait bien être la cause
de ce fait qui s'est répété tous les jours. Je ne remarquai
rien de particulier chez le troisième lapin ; les deux
actions physiques opposées qui s'exerçaient sur lui se
neutralisèrent naturellement, et tout se passa chez lui
comme chez un lapin normal.

Comme c'était pour moi un fait avéré que l'albumine
est capable d'exercer par simple influence physique une
action remarquable sur les fonctions de la vie animale,
je supposai que l'albumine de l'œuf devait, outre son
rôle de nutrition, avoir encore une autre fonction à remplir. Je mis à incuber une centaine d'œufs, et je profitai
de l'occasion pour suivre jour par jour le développement
de l'embryon ; je fis, dans cette circonstance, différentes
remarques qui sont peut-être nouvelles, mais ce serait
sortir de mon sujet que de m'y arrêter ici, où je n'ai en
vue que l'action physique de l'albumine. Je ne commençai mon expérience proprement dite que le seizième

jour, quand l'albumine de l'œuf était déjà réduite à moins d'un gramme, peu avant l'époque où, d'après les lois de la nature, elle doit avoir disparu presqu'en totalité. C'est à ce moment que j'essayai de contrarier la nature ; je plaçai chaque fois entre deux rangées d'œufs des sachets en toile remplis d'albumine sèche. Il se produisit alors une assez grande mortalité parmi les poulets. J'ai acquis depuis la certitude morale que la mortalité eût été totale si j'avais pris la précaution de chauffer plusieurs fois de suite l'albumine à 60°, après l'avoir humectée chaque fois, et si je l'avais mise en contact intime avec les œufs, sans l'intermédiaire des sachets et à la température convenable. J'ajouterai ici, par anticipation, que j'ai trouvé, dans mes recherches ultérieures, que l'albumine, dans l'œuf, est le réservoir d'un autre agent physique nécessaire à la vie, et que cette albumine est tellement saturée de cet agent, qu'elle est incapable d'absorber de l'atonicité, et, par conséquent, d'en céder. De l'albumine sèche, traitée par la chaleur, comme je l'ai indiqué ci-dessus, et mise en contact intime avec les œufs en voie d'incubation, enlève à l'albumine de ceux-ci la plus grande partie du nouvel agent physique qu'elle renferme, en même temps qu'elle soustrait à l'embryon en voie de développement une partie de son atonicité.

Quand j'eus terminé les expériences physiologiques que je viens de décrire, je repris l'étude de l'atonicité à un point de vue plus général, et, à la suite de longues recherches et de nombreuses expériences, j'ai fini par constater que l'atonicité est renfermée à l'état latent, comme la chaleur, dans tous les corps organiques. Chaque fois qu'on désorganise un corps organique, l'atonicité se dégage. Un semblable dégagement a même lieu chaque fois qu'on opère un changement moléculaire dans un corps organique. Ainsi, quand on empâte de la fécule avec une dissolution de soude caustique, il se produit un très-fort dégagement d'atonicité. Celle-ci se dissipe peu à peu quand on conserve le mélange dans un vase de platine, parce que ce métal est bon conducteur. Si, au contraire, on introduit le mélange dans un *flacon de verre, l'atonicité mise en liberté ne peut s'écouler que quand on plonge dans ce mélange un corps conducteur de l'atonicité, et que ce conducteur lui-même se trouve en contact avec un corps capable d'absorber cet agent physique. C'est ainsi que j'ai encore perçu un très-sensible dégagement d'atonicité en enfonçant un fil de platine au fond d'un flacon qui renfermait depuis deux ans un mélange de fécule et de carbonate de soude. En général, chaque fois qu'on fait agir un acide ou un alcali énergiques sur un hydrocarbure organique ou sur une matière albuminoïde quelconque, on met de l'atonicité en liberté. Mais la production d'atonicité est incomparablement plus forte quand on désorganise complètement les corps organiques par la combustion. Ainsi, quand dans une lampe modérateur à huile on introduit dans le verre jusqu'au dessus de la flamme quelques fils de platine, et qu'on rabat ces fils par dessus le verre dans la position horizontale, il suffit d'en saisir l'extrémité avec les doigts pour ressentir des effets d'atonicité plus puissants que ceux dus à l'influence du sulfate de quinine, ou même de l'une quelconque de mes piles. La même chose a lieu quand on tient l'extrémité de fils de platine au sein de la flamme d'une cheminée dans laquelle on brûle de bon bois sec.

La flamme que fournit un gaz d'éclairage bien épuré

et bien sec ne donne que fort peu ou même point d'atonicité; c'est que cette flamme n'est pas le résultat immédiat de la désorganisation d'une matière organique par la chaleur. Le gaz d'éclairage a été produit par une désorganisation antérieure, et l'atonicité mise alors en liberté a pu se dissiper en grande partie dans son trajet, et pendant l'épuration.

Cet effet produit par la combustion est d'une grande importance en physiologie, en ce sens qu'il indique une nouvelle source d'atonicité qui me paraît devoir être la principale dans la vie végétale et animale.

Pendant quelque temps je crus entrevoir une troisième source d'atonicité dans les courants d'électricité dynamique qui doivent incontestablement se produire à tout moment dans les fonctions de la vie. J'avais constaté, en effet, un dégagement d'atonicité dans tous les circuits électriques que j'ai observés, c'est-à-dire que j'avais ressenti les effets produits par l'atonicité chaque fois que je me mettais en contact avec un point quelconque d'un circuit fermé. Ce fait m'avait fait supposer pendant longtemps que l'atonicité pourrait bien être une manifestation particulière de l'électricité. Cependant, avec le temps, j'ai complètement abandonné cette supposition, car l'atonicité d'un circuit électrique se propage à travers la soie et la gomme laque, ce qui écarte toute idée d'électricité, et une lame de zinc immergée à moitié dans l'acide sulfurique faible, dégage par l'autre moitié beaucoup d'atonité. J'admets aujourd'hui que l'atonicité qui accompagne le courant électrique d'une pile est de même origine que celle qui, dans une flamme, accompagne la chaleur et les autres produits de la combustion. Dans une pile, l'atonicité du zinc devient libre quand ce dernier passe de l'état métallique à l'état de sel. J'aurai à revenir sur ce sujet dans un autre chapitre.

Quant au fait que l'atonicité est dégagée spontanément et constamment par certains corps, sa nature est encore un profond mystère; il faut, pour le présent, l'accepter sans le comprendre, comme nous admettons l'influence constante d'un barreau d'acier aimanté sur la boussole. Un moment je crus pouvoir établir un rapprochement entre l'atonicité et le phénomène de la fluorescence; c'était à l'époque où M. Jones Bence publiait ses observations sur la non-fluorescence des sucs organiques chez les malades atteints de fièvres paludéennes, et sur la fluorescence des mêmes sucs chez les personnes bien portantes. Le sulfate de quinine étant à la fois un des corps les plus fluorescents et un des corps qui dégagent le plus d'atonicité, et l'atonicité, ainsi que le sulfate de quinine, guérissant les fièvres intermittentes, je fus conduit à chercher si tous les corps qui dégagent de l'atonicité sont en même temps fluorescents. Les expériences que je fis à ce sujet m'ont donné un résultat négatif; j'ai trouvé des corps fluorescents qui n'étaient pas atoniques et des corps fortement atoniques qui n'étaient pas fluorescents, par exemple, le cyanure de potassium et le chloroforme. Que les fièvres intermittentes aient pour cause l'absence d'un corps fluorescent, ou que cette absence favorise le développement des fièvres, cela est possible; mais ce qui est pour moi hors de doute, c'est que cette maladie disparaît dès que le corps du malade est envahi par une quantité suffisante d'atonicité. Je suis également convaincu que le sulfate de quinine ne doit sa qualité d'anti-périodique et de fébrifuge qu'à l'atonicité qu'il dégage. J'ai fait des pilules composées d'une partie de sulfate de quinine et de trois parties de cire, je les ai lavées avec de l'eau acidulée à l'acide sulfurique, puis avec de l'eau pure. Ces pilules sont complètement indigestibles; j'en ai analysé un certain nombre qui avaient passé par le canal digestif, et j'y ai retrouvé la quinine; cependant les fiévreux à qui j'ai administré la quinine sous cette forme non assimilable ont été guéris immédiatement.

Il est plus que probable que bien des remèdes pharmaceutiques doivent une partie de leur efficacité à de l'atonicité qu'ils dégagent. Il en est peut-être de même de certaines eaux minérales et thermales; ainsi, la barégine, qu'on trouve dans les eaux thermales et sulfureuses des Pyrénées, est beaucoup plus atonique que le sulfate de quinine. Administrée intérieurement, la barégine peut être modifiée par la digestion au point de perdre sa propriété d'émission constante d'atonicité, mais, appliquée extérieurement avec les bains et les douches, elle doit produire son action physique et contribuer pour sa part à la célébrité de certaines eaux, celles de la Presta, par exemple, qui sont assez pauvres en matières minérales, et n'en exercent pas moins une action très-énergique sur beaucoup de malades.

Mon étude de l'atonicité avait pris un développement de plus en plus considérable, et était devenue de plus en plus intéressante, lorsqu'elle me conduisit un jour à la découverte d'un autre agent physique qui joue un rôle non moins important dans les phénomènes de la vie. L'étude de ce second agent physique fera le sujet de la deuxième partie de ce livre, et complétera mes travaux sur l'atonicité, que je poursuivrai avec d'autant plus de facilité que les deux nouveaux agents sont, pour ainsi dire, inséparables dans leur action sur les phénomènes de la vie.

LES DROSERA

ET

LA ZOÏCITÉ

I.

LES DROSERA

Wesserling, 1871 — 1872

Plantes appelées vulgairement en France : *Rossolis ; rosette ; herbe de la goutte ; rosée du soleil ;* en Allemagne : *Sonnenthau ;* en Cata-logne : *Herba de la gota ; resplendor de nit ;* en Espagne : *rocio del sol.*

Le genre Drosera est en botanique le type de la petite famille des Droséracées. Ce genre se compose à peu près d'une cinquantaine d'espèces qui sont dispersées sur le globe, depuis l'équateur jusque dans les régions tempérées ; quelques-unes d'entre elles montent même dans les Alpes jusqu'à une altitude de 1,800 mètres, hauteur à laquelle le climat est à peu près celui de la Laponie. La flore de l'Amérique est très riche en Drosera. On en trouve aussi en Australie, et le cap de Bonne-Espérance en fournit des espèces magnifiques. Dans l'Europe centrale, il ne vient que quatre espèces de ces plantes intéressantes. Ce sont : *Drosera rotundifolia* Lin. ; *Drosera intermedia* Hayn; *Drosera longifolia* Lin., et *Drosera obovata* Mert et Koch. Elles se ressemblent beaucoup et ne diffèrent pour ainsi dire que par la forme de leurs feuilles. Ce sont d'assez petites plantes, qui ne viennent que sur de la tourbe très humide. Les fleurs, petites et blanches, sont disposées en grappe unilatérale au haut d'une tige qui dépasse rarement deux décimètres dans la *Drosera rotundifolia* et un décimètre dans la *Drosera intermedia*. Les fleurs ont un calice persistant, et qui est composé de cinq sépales soudés par la base, cinq pétales, cinq étamines libres, et trois, rarement quatre ou cinq styles sur un ovaire, qui, à la maturité, forme une capsule uniloculaire à trois, rarement quatre ou cinq valves, et à autant de placentas pariétaux. Les graines, fort nombreuses, renferment un embryon droit, et sont dépourvues d'albumen.

Ce sont les feuilles qui forment le véritable ornement de ces plantes. Elles sont toutes radicales dans nos Drosera indigènes, et disposées en rosette. A mesure que les premières feuilles se fanent, elles sont remplacées par d'autres qui naissent du centre de la rosette, de sorte qu'à partir des premiers jours de juin jusqu'à la mi-septembre, chaque plante offre constamment à l'observateur de six à huit feuilles fraîches.

Ces feuilles, par leurs formes déterminées, rendent la distinction des espèces très-facile.

Celles de la *Drosera rotundifolia* sont rondes et portées sur un pétiole dont la longueur atteint deux à trois fois le diamètre du limbe, qui, dans les vieilles feuilles, est d'environ un centimètre.

Les feuilles de la *Drosera intermedia* sont obovales, et ont, avec leur pétiole, assez exactement la forme d'une raquette; le diamètre transversal du limbe varie, suivant l'âge, de trois à quatre millimètres.

Dans la *Drosera anglica*, les feuilles ont la forme d'une massue : le limbe, qui est arrondi au sommet, va en se rétrécissant vers la base, et se prolonge insensiblement en pétiole.

La *Drosera obovata* tient le milieu entre la *Drosera rotundifolia* et la *Drosera intermedia*, et passe, aux yeux de beaucoup de botanistes, pour une hybride des deux espèces.

Dans toutes les espèces de Drosera, les bords des feuilles sont garnis, sur tout leur pourtour, d'une rangée de cils dont la longueur dépasse toujours la moitié du diamètre transversal du limbe, et dans le plan duquel ils se prolongent. Une seconde rangée de cils s'étend parallèlement à la première, sur les bords de la surface supérieure de la feuille. Les cils de cette seconde rangée sont un peu relevés et un peu plus courts que ceux de la première. Puis, en se rapprochant du centre du limbe, vient une troisième rangée de cils plus relevés et plus courts que les précédents, et ainsi de suite, jusqu'au centre de la feuille, où les derniers cils sont très-courts et perpendiculaires au plan du limbe.

Cette disposition des cils donne à la surface de la feuille l'apparence d'une brosse lâche.

Chaque cil porte à son extrémité une petite glande de forme ovale, et de couleur groseille, qui occupe le centre d'une gouttelette d'un liquide gluant, d'une telle limpidité qu'il reflète la lumière comme le ferait la rosée. Rien de splendide comme de voir briller au soleil ces milliers de gouttelettes, surtout quand on les regarde horizontalement à contre-jour!

Lorsqu'un petit insecte, attiré par ces beaux reflets de lumière, s'est pris à la matière gluante, les cils se recourbent lentement par dessus la malheureuse bête, la saisissent comme feraient les doigts crispés d'une main, et la retiennent prisonnière.

La faculté qu'ont les Drosera de prendre les insectes était jusqu'à présent la seule particularité qu'on leur connût. En prenant pour point de départ cette particularité, j'ai entrepris sur les Drosera des recherches qui m'ont conduit à des résultats si nouveaux et si extraordinaires, que des amis très-savants ont cru devoir me conseiller de ne pas me compromettre par la publication de faits qu'ils regardaient comme impossibles.

En effet, la supposition que les Drosera ne saisissent les insectes que pour leur enlever un agent physique impondérable, qu'on serait peut-être en droit d'appeler *la force vitale*, peut paraître à première vue une absurdité.

Comme, à mon avis, ces plantes si curieuses sont destinées à jouer un grand rôle dans les études physiologiques, je crois opportun d'ajouter encore quelques mots sur leur station, dans le but de faciliter à chacun les moyens de les trouver et de les cultiver, en réalisant artificiellement toutes les conditions nécessaires à leur existence et à leur propagation.

La *Drosera rotundifolia* vient, parmi les sphagnum, sur des prairies tourbeuses, arrosées par une eau cristalline qui se renouvelle continuellement et rapidement sur une tourbe légère et de couleur grise.

Ses racines, qui sont très-délicates et peu ramifiées, sont généralement implantées dans les sphagnum à l'endroit même où ces derniers commencent à passer à l'état de tourbe.

La *Drosera intermedia* est moins délicate que la précédente; elle croît parmi les mousses du genre Hypnum, dans une tourbe plus compacte et plus noire, dans laquelle les sphagnum sont très-rares. Le renouvellement de l'eau est encore nécessaire, mais peut s'exécuter fort lentement.

La tourbière sur laquelle j'ai recueilli la *Drosera intermedia*, et qui ne produit pas de *Drosera rotundifolia*, a 150 mètres de largeur et environ 300 mètres de longueur. L'eau qui la baigne se réunit en aval en un ruisseau de 3 mètres de largeur et un demi-mètre de profondeur, et a un courant assez rapide.

La moitié environ de cette eau traverse la tourbière dans des fossés; l'autre moitié filtre à travers la tourbe.

Les Drosera sont réunies dans les endroits bas, où la tourbe est le moins compacte, et où l'eau circule avec le plus de facilité, tout en baignant les racines des petites plantes. Dans ces endroits, les Drosera sont tellement abondantes, qu'elles se pressent les unes contre les autres.

La *Drosera obovata* plonge également ses racines dans l'eau courante et vient dans les mêmes stations que la *Drosera rotundifolia*.

Je n'ai pas eu occasion d'étudier sur place la *Drosera anglica*. Elle préfère probablement les tourbières à sous-sol calcaire. On l'a signalée dans les environs de Paris où elle était autrefois assez abondante.

Les Drosera de nos régions peuvent être rangées parmi les plantes vivaces les plus résistantes.

Quand la *Drosera intermedia* prend son quartier d'hiver, ses feuilles disposées en rosette se fanent toutes, et au centre se trouvent debout, séparées les unes des autres, une demi-douzaine de très-petites feuilles rudimentaires d'un vert très-foncé, dont la disposition est la suivante. Le petit limbe a la forme d'une petite cuillère dans le creux de laquelle sont couchés les cils qui se dirigent tous vers le centre. Le limbe, à sa naissance, se coude brusquement et applique sa face supérieure contre le pétiole qui protège ainsi les cils. C'est dans cet état que ces plantes passent l'hiver, leurs feuilles couvertes de givre et leurs racines prises dans la glace, par un froid qui, en décembre 1871, est arrivé à 24°-c.

Ce qui précède fait comprendre que la *Drosera intermedia* est la plus facile à cultiver et à conserver vivante. C'est à elle qu'il faut donner la préférence lorsqu'il s'agit de faire à domicile des expériences de longue durée.

Il y avait déjà quelque temps que les Drosera avaient attiré mon attention, surtout depuis que j'avais eu connaissance de l'irritabilité des cils de leurs feuilles ; je pris enfin la résolution de faire une étude spéciale de ces plantes. Car, dès le début de mes recherches sur l'atonicité, la solution de pareils problèmes avait acquis pour moi un attrait tout particulier.

Je me rendis donc, le 13 juin 1871, à une tourbière qui se trouve dans les environs de Wesserling, pour y chercher quelques-unes de ces plantes, dont je plaçai une demi-douzaine, avec la motte de tourbe qui les renfermait, dans une assiette à soupe, en ayant soin d'y ajouter assez d'eau pour en baigner toute la motte.

Comme toutes les actions physiologiques ont leur raison d'être, je me posai la question suivante: « Dans quel but les Drosera saisissent-elles les insectes ? »

Le premier jour déjà, je pus constater qu'une irritation

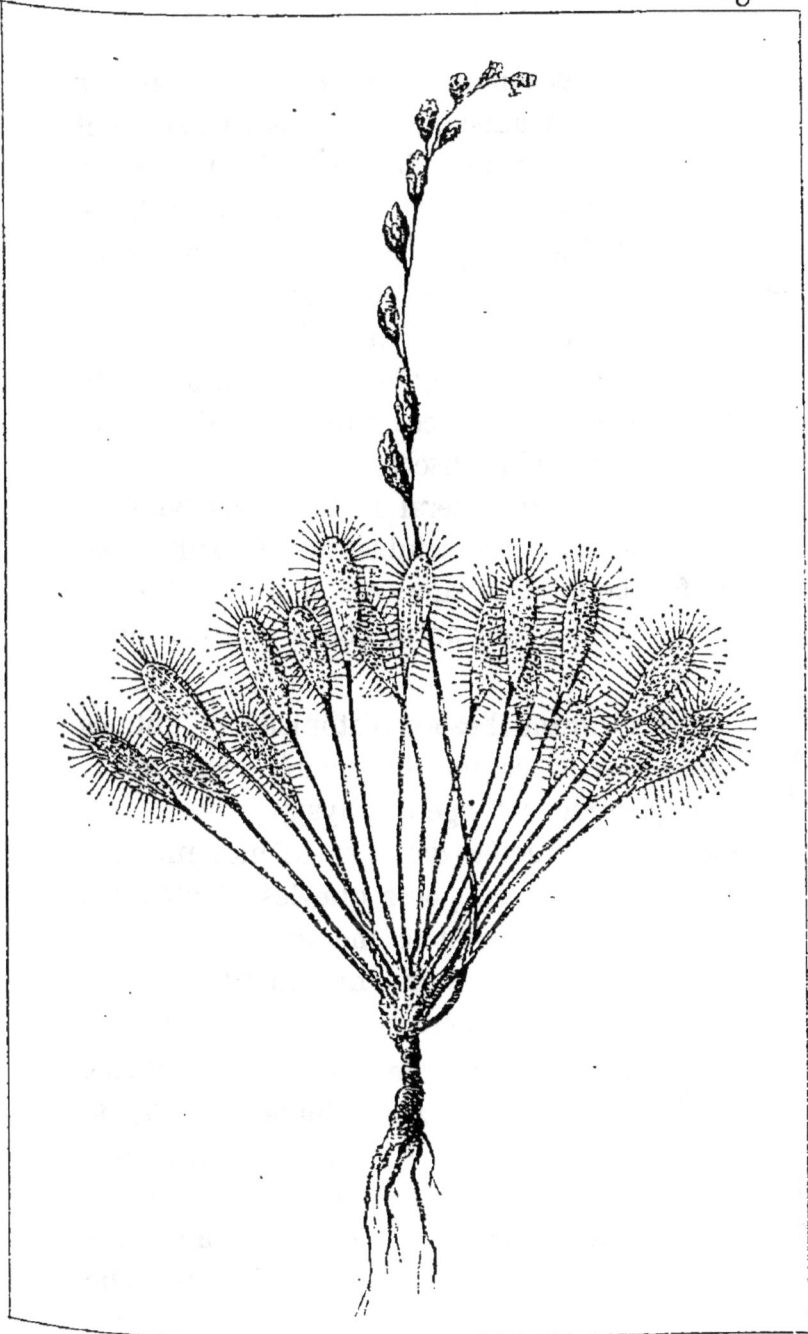

Drosera Intermedia (grandeur naturelle)

mécanique ne produit aucun effet visible sur les cils des Drosera, car les feuilles, ainsi que leurs cils, conservaient leur attitude normale lorsqu'on les chatouillait ou tourmentait avec la pointe d'une aiguille. Je fis encore la remarque que, lorsqu'un insecte fait se contracter les cils des feuilles, les cils qui viennent l'emprisonner sont précisément ceux qui n'ont subi aucune espèce d'attouchement, et qu'un insecte mort, qu'on dépose le plus délicatement possible sur une de ces feuilles, produit absolument le même effet qu'un insecte vivant.

Comme les insectes en général ne sont pas pourvus extérieurement de matières solubles et par suite assimilables, je fus conduit à supposer que les Drosera devaient leur demander tout autre chose que des principes matériels.

Je me rappelai le grand besoin d'atonicité qu'ont les hommes qui habitent les terrains marécageux, et la propriété que possède cet agent physique de guérir certaines maladies contractées dans ces mêmes milieux, et je me crus en droit de supposer que les plantes qui habitent les marais, éprouvant le même besoin, comblaient leur déficit en atonicité en empruntant cet agent aux animaux, et plus particulièrement aux insectes.

Pour voir ce qu'il y avait de fondé dans mon hypothèse, j'incorporai à de la cire blanche 25 %, d'urée et 25 %₀ de fer en poudre, et je confectionnai avec ce mélange des granules de deux millimètres de diamètre, lesquels, d'après mes idées d'alors, devaient dégager de l'atonicité. Je préparai ensuite d'autres granules de cire blanche pure, et après les avoir tous lavés et séchés à l'air, je les déposai sur une série de feuilles de Drosera. Je pus constater que les granules à urée produisaient la même action que les insectes, et que les granules de cire pure ne produisaient aucun effet. Ce résultat inattendu me sembla trop beau ; je craignais qu'il ne fût dû à une intervention chimique, car j'avais passé sur la langue les granules à urée pour m'assurer que le lavage avait été bien fait. Je pensai que la salive pouvait avoir agi chimiquement sur les cils de la plante. Je répétai donc l'expérience avec les granules de cire pure que j'avais préalablement couverts de salive, et je trouvai, comme la première fois, que leur action sur les cils était complètement nulle.

Enfin j'imaginai un autre contrôle qui devait être décisif.

Il consistait à faire agir l'atonicité à travers un fil conducteur, et à ne mettre les feuilles en contact qu'avec de la cire que je savais être complètement neutre. A cet effet j'attachai un fil de coton au bout d'un fil de fer recourbé en col de cygne et fiché dans un gros bouchon qui lui servait de support.

A l'extrémité inférieure du fil de coton j'attachai un petit granule de cire blanche, et à six centimètres au dessus j'appliquai contre le même fil un fort granule de cire, urée et fer, de cinq millimètres de diamètre. Le fil de fer était recourbé de telle façon que le premier granule pût toucher une feuille de Drosera et se coller à la glu. Je ne remarquai aucun mouvement dans les cils ; l'effet était nul.

Vingt-quatre heures plus tard je plaçai un autre fort granule de cire, urée et fer, à trois millimètres au dessus du petit granule de cire. Au bout de peu de temps les cils commencèrent à se ployer, et après deux heures et demie, ils avaient déjà accompli la moitié de leur évolution.

Ce résultat me causa une joie réelle, car l'atonomètre que j'avais tant cherché et tant désiré était enfin trouvé. Je croyais même possible d'énoncer en nombres la force d'un courant atonique, selon la distance en millimètres à laquelle ce courant peut agir sur les Drosera. Cependant je n'étais pas encore dans le vrai, et une grande surprise m'attendait.

Il y avait déjà cinq jours que les granules d'urée étaient retenus prisonniers par les cils, lorsque, le sixième jour au matin, je remarquai que les cils commençaient à lâcher prise et se redressaient peu à peu, de telle façon que vers le soir ils avaient repris leur position primitive. Comme la glu avait disparu jusqu'à la dernière trace, les granules tombèrent à terre l'un après l'autre. Le lendemain, c'est-à-dire le septième jour, les glandes s'étaient recouvertes d'une nouvelle glu, et les feuilles avaient repris exactement le même aspect qu'elles avaient avant l'expérience ; elles paraissaient guetter une nouvelle proie, insectes ou granules.

Alors, au moyen d'une pince légère, je ramassai les granules qui étaient tombés, et j'en plaçai la moitié sur les feuilles dont les cils venaient de se rouvrir, et l'autre moitié sur des feuilles fraîches. Non-seulement les unes et les autres de ces feuilles restèrent dans un état de complète immobilité, mais elles paraissaient encore faire des efforts pour se débarrasser de ces granules qui semblaient leur être incommodes ; la glu avait un aspect plus liquide qu'à l'état normal, et le lendemain je vis que presque tous les granules étaient retombés.

Expliquer la cause de cet accident n'était pas chose facile. La glu ne pouvait-elle pas avoir une propriété physique capable de neutraliser celle des granules ? ne pouvait-elle pas aussi exercer une action chimique sur ces derniers, et les détériorer jusqu'au centre dans cette durée de cinq jours. Je me rappelai, en même temps que je faisais ces réflexions, que, pour fixer au fil de coton le gros granule d'urée, j'avais partagé ce dernier en deux moitiés égales que j'avais ensuite rapprochées pour leur faire saisir le fil, et que, pour bien consolider le tout, j'avais pétri ce gros granule pendant quelques instants entre les doigts. Et comme, avant de commencer la première expérience, j'avais passé sur ma langue les petits granules, je me demandai si leur contact avec mon corps n'avait pas pu, dans les deux cas, communiquer à ces granules une propriété physique capable d'agir sur les Drosera.

Afin de m'en assurer, je ramassai pour la seconde fois les granules qui étaient tombés, et après les avoir tenus pendant une minute entre le pouce et l'index, je les replaçai sur des feuilles de Drosera. Je vis à ma grande joie que cette fois-ci les cils des feuilles se repliaient avec une grande régularité, et, comme cela avait eu lieu dans ma première expérience, emprisonnaient les granules.

J'obtins le même résultat avec des granules que j'avais pressés entre les doigts, après les avoir préalablement mis dans un pli de papier à cigarette et même dans du papier imbibé de cire blanche. J'en conclus que cette nouvelle propriété, qui se communiquait indirectement, ne pouvait être qu'une propriété physique.

Je ne pouvais pas admettre que la chaleur animale fût la cause de l'action exercée par les granules; car, en les plaçant pendant quatre et même douze heures dans un creuset de porcelaine, ils ne perdaient pas la propriété de faire se contracter les cils des Drosera. J'avais constaté que les cils ne se contractaient pas non plus en présence de granules de cire renfermant du sulfate de quinine, substance qui constitue la source par excellence de l'atonicité; la connaissance de ce fait me donna la conviction que jusqu'ici je m'étais trompé sur l'action physique de l'urée, qui, décidément, ne fournit pas d'atonicité. L'erreur que j'avais commise m'a, du reste, amené à faire la découverte d'un second agent physique physiologique.

Sachant que la saison de la Drosera était limitée, j'avais à me hâter si je voulais entreprendre une étude raisonnée et méthodique, afin de tirer de cette découverte, dont j'aperçus immédiatement l'importance capitale, le meilleur parti possible avant l'arrivée des premiers froids de l'automne.

Je pensai que, pour la facilité de l'exposition, il convenait avant tout de baptiser l'enfant, c'est-à-dire de donner un nom à cet agent que les animaux vivants peuvent transmettre à certains corps par simple contact.

Après de longues hésitations, je me décidai pour le nom de *zoïcité* (animalicité), qui permet l'usage des verbes *zoïser, dézoïser, surzoïser*, que j'emploierai fort souvent dans la suite de cet ouvrage.

Je savais maintenant que l'urée additionnée de fer et mêlée à la cire, a la propriété d'emprunter aux doigts de la zoïcité, et que cette dernière produit sur les Drosera la même action que si elle avait été fournie directement par un petit animal, tel qu'un insecte. Je savais aussi que la cire est complètement neutre par rapport aux propriétés physiques de l'urée.

Je résolus alors de classer d'une manière générale les différents corps en deux groupes, l'un renfermant les corps zoïsables et l'autre comprenant les corps neutres.

C'est ainsi que j'ai trouvé que toutes les matières animales sont zoïsables, pourvu qu'elles soient dans leur état naturel, c'est-à-dire telles que l'animal les a fournies, et que tous les hydrocarbures et toutes les parties des végétaux, à l'exception des graines, sont neutres. (*)

Pour poursuivre mes études sur les Drosera, je choisis parmi les corps zoïsables l'albumine du sang, ce type par excellence des matières animales, qui m'avait déjà rendu de si grands services dans l'étude de l'atonicité; je fis aussi choix de la corne et des graines de *Datura stramonium,* que j'avais justement à ma disposition.

L'albumine du sang, lorsqu'elle est placée sur une feuille de Drosera, se dissout avec ses sels dans la glu de la plante, et produit assez rapidement la mort de la feuille.

J'ai évité cet inconvénient en recouvrant l'albumine d'une couche de cire. Cette opération se fait le plus pratiquement de la manière suivante : on fixe avec un peu de gomme des granules d'albumine de deux millimètres de diamètre à l'extrémité de fils de coton, et on les plonge ensuite pendant quelques secondes dans de la cire blanche à 100° c. Après les avoir lentement retirés et avoir laissé la cire se figer, on les tient suspendus au dessus d'un creuset de porcelaine, dans lequel on les fait tomber en coupant le fil.

Dans les premiers temps de mes recherches, je m'étais aussi beaucoup servi de granules formés de 5 parties d'albumine du sang en poudre, de 15 parties de farine et de 8 parties d'eau, mélange que je convertissais, après l'avoir longtemps pétri, en granules de deux millimètres

(*) Je ne sais encore rien de précis sur les bourgeons, dont je n'ai pas encore pu étudier les propriétés.

de diamètre, et que je séchais ensuite au bain-marie dans une capsule de porcelaine.

Les cubes de corne, que j'emploie aussi dans mes recherches, se préparent de la manière suivante : On fait scier une corne de bœuf, dont la surface a été préalablement nettoyée avec une rape, en tranches transversales de deux millimètres d'épaisseur, et on les fend ensuite en petits cubes. Je crus utile de chauffer ces cubes au bain-marie pour les rendre neutres.

Ces différentes sortes de granules une fois confectionnés, j'ai toujours évité de les toucher avec les doigts; je les conserve dans un vase de porcelaine, et ne les manie qu'avec des pinces.

Il m'importait avant tout de savoir comment se comportaient, à l'égard de la zoïcité, certains corps dont je connaissais déjà les propriétés atoniques, et parmi lesquels je fis choix du fer, du verre, de la gomme laque et du platine.

Première expérience.

Après avoir fait chauffer au rouge un petit étui de fer, puis l'avoir laissé refroidir, j'y introduisis, à l'aide d'une pince, quelques granules d'albumine et farine complètement neutres ; je bouchai ensuite l'étui et le gardai vingt minutes dans la main. Je fis ensuite tomber les granules dans une capsule de porcelaine, d'où je les retirai avec une pince, pour les placer sur des feuilles de Drosera.

Comme il ne se produisait aucun mouvement dans les cils, j'en conclus que le fer est mauvais conducteur de la zoïcité. Ma conclusion était fausse. Bien que l'expérience eût été faite avec tout le soin désiré, je ne possédais pas encore le moyen d'en contrôler et d'en bien interpréter le résultat. Lorsque, un peu plus tard, j'eus

trouvé ce moyen, j'étais si imbu de l'idée de posséder
dans le fer un mauvais conducteur de la zoïcité, j'avais
devant moi tant de recherches à faire ou à terminer, que
l'idée ne me vint pas de reprendre la même expérience.
Cela m'a causé plus tard de grands embarras, comme
on le verra plus loin, dans le chapitre que j'ai consacré
au fer.

Deuxième expérience.

Cette expérience était la répétition exacte de la précédente, avec cette différence que l'étui de fer était rem-
placé par un petit tube de verre fermé à la lampe aux
deux bouts. Après avoir tenu le tube dans la main
pendant vingt minutes, je l'ouvris en le coupant, et je
plaçai les granules sur les feuilles de Drosera. Les cils
se contractèrent fortement. Il n'y avait plus de doute
pour moi : Le verre est bon conducteur de la zoïcité.

Troisième expérience.

Après avoir placé des granules d'albumine entre deux
plaques de gomme laque d'un millimètre d'épaisseur,
je les saisis entre le pouce et l'index, précisément à l'endroit où se trouvaient les granules, et les gardai ainsi
environ vingt minutes. Ces granules placés sur les
feuilles de Drosera ne produisirent aucun effet sur les
cils. La gomme laque est donc mauvaise conductrice de
la zoïcité.

Quatrième expérience.

Des granules que j'avais enveloppés d'une feuille de
platine, et tenus ainsi vingt minutes dans la main, produisirent sur les feuilles de Drosera le même effet que
des granules directement touchés avec les doigts. J'en
conclus que le platine est un très-bon conducteur de la
zoïcité.

J'avais déjà trouvé que ce métal est bon conducteur de l'atonicité ; en voyant qu'il est en même temps un excellent conducteur de la zoïcité, l'idée me vint de rechercher s'il n'est pas susceptible de retenir cette dernière, et s'il jouit, comme les matières animales, de la propriété de la communiquer à d'autres corps qui en seraient moins saturés.

Je fis avec de petits débris de platine les mêmes expériences que j'avais déjà faites sur les Drosera avec l'albumine du sang, et j'obtins les mêmes résultats ; le platine qui avait été mis en contact avec mes doigts faisait se contracter les cils. Je constatai à cette occasion que le platine perd totalement ces propriétés physiques quand il a été chauffé au rouge, particularité dont la connaissance m'a été d'une grande utilité pour mes expériences ultérieures. Dans le cours de mes études, je me suis beaucoup servi de petits anneaux de platine, que je confectionnais de la manière suivante : je roulais en spirale du fil de platine d'un demi-millimètre autour d'un fil de fer d'un millimètre fort ; puis à l'aide de ciseaux, je détachais les spires l'une après l'autre, et j'obtenais ainsi autant d'anneaux d'un diamètre extérieur d'un peu plus de deux millimètres. Lorsque je voulais me servir de ces anneaux, je les mettais dans une petite cuillère en platine, que je chauffais sur une lampe à alcool. Je faisais arriver les anneaux au rouge trois fois de suite, en les laissant refroidir chaque fois. Ces anneaux se manient plus facilement que les granules d'albumine recouverts de cire ; on peut aussi plus aisément les disposer d'une manière régulière et identique sur les feuilles des Drosera ; enfin, comme on arrive à les rendre totalement neutres, ils fournissent un moyen précieux

2

de constater dans un corps quelconque de petites quantités de zoïcité.

Les résultats de la deuxième et de la troisième expérience m'ont très-vivement frappé. Le verre, ce mauvais
conducteur de l'atonicité, se trouve être un très-bon
conducteur de la zoïcité, et la gomme laque, qui isole la
zoïcité, est un excellent conducteur de l'atonicité. Le
verre et la gomme laque, ces grands générateurs des
électricités statiques de noms différents, ont ici également
des propriétés inverses. C'était un double rapprochement
entre l'électricité statique et les deux nouveaux agents
physiques, entre lesquels, par analogie, j'entrevoyais
encore une liaison plus ou moins étroite.

Non-seulement je venais d'acquérir à la fois deux nouveaux isolants, mais je pouvais encore concevoir l'espé-
rance de réussir un jour à dissocier la zoïcité et l'atonicité dans des cas où elles auraient envahi simultanément
le même corps, car chacun de ces deux corps jouit de la
faculté d'isoler un des deux agents et d'absorber l'autre.

Le cadre des études à faire s'était tout à coup considérablement élargi.

Je songeai tout d'abord à chercher si la zoïcité pouvait
être influencée par l'atonicité. Je commençai par me pro-
curer une source constante de cette dernière. A cet effet
je fis fondre au bain-marie trois grammes de cire blanche
auxquels j'incorporai un gramme de sulfate de quinine ;
avec ce mélange bien pétri jusqu'à refroidissement de la
masse, je confectionnai un petit gâteau que je collai au
fond d'un godet en faïence, et je couvris la surface de ce
gâteau d'un papier très-fin dont je déterminai l'adhérence à l'aide d'une légère pression. Ces préparatifs faits,
je plaçai dans un pli de papier très-fin deux petits frag-

ments cirés d'albumine du sang, et, ainsi protégés par le papier, je les saisis entre le pouce et l'index, où je les maintins pendant deux minutes, après quoi, dépliant le papier, je fis tomber dans une assiette les deux fragments d'albumine, qui se trouvaient alors zoïsés par le contact indirect de mes doigts. Ayant pris l'un d'eux avec une fine pince, je le déposai alors sur le gâteau de cire quininée, où je le laissai séjourner pendant trente secondes; puis, toujours à l'aide de la pince, je plaçai les deux fragments d'albumine chacun sur une feuille de Drosera. Les cils de ces deux feuilles ne tardèrent pas à se contracter, mais ceux qui étaient sous l'influence de l'albumine zoïsée, puis légèrement atonisée, se contractèrent avec une force incomparablement plus grande que les cils de la feuille influencée par la zoïcité non modifiée, telle que mes doigts l'avaient fournie. Chaque fois que je répétai cet essai, j'obtins exactement le même résultat. Le concours de l'atonicité augmentait l'effet produit par la zoïcité.

Je fis alors agir sur les feuilles de Drosera de l'albumine zoïsée qui avait séjourné plus ou moins sur le gâteau de cire quininée, et qui avait, par conséquent, pu absorber plus ou moins d'atonicité. J'obtins un résultat remarquable.

A mesure que je prolongeais la durée du contact de l'albumine zoïsée avec le sulfate de quinine, l'action de cette albumine sur les Drosera augmentait en énergie, mais cela seulement jusqu'à un contact de quarante-cinq secondes. En prolongeant le contact au delà de ce terme, l'énergie physique des fragments d'albumine allait en diminuant progressivement jusqu'à devenir complètement nulle après un contact de deux minutes. Toute albumine zoïsée qui avait séjourné plus de deux minutes sur le gâteau de cire quininée, ne faisait plus exécuter aucun mouvement aux cils des feuilles de Drosera. L'atonicité paraissait ici dominer la zoïcité et en annuler les effets après les avoir augmentés pendant qu'elle était elle-même dominée par la zoïcité.

Le moment était venu d'essayer de tirer parti de la propriété de la gomme laque d'isoler la zoïcité et d'être très-bonne conductrice de l'atonicité, et de voir s'il était possible de reprendre à l'albumine zoïsée une partie de l'excès d'atonicité qu'on lui avait communiqué par un séjour trop prolongé sur le sulfate de quinine. A cet effet je zoïsai entre les doigts une dizaine de petits cubes de corne, puis je les couchai pendant cinq minutes sur le gâteau de cire et sulfate de quinine. Je plaçai ensuite sur une forte plaque de gomme laque ces mêmes cubes qui n'avaient plus aucune action sur les Drosera. De quart d'heure en quart d'heure je retirais l'un d'eux pour le placer sur une feuille. Le premier de ces cubes occasionna déjà un léger mouvement dans les cils, l'action du second fut beaucoup plus forte, et enfin le troisième détermina une contraction très-forte, effet maximum après lequel les cubes suivants produisirent des actions de moins en moins prononcées, jusqu'au septième, dont l'influence fut nulle ; toute l'atonicité de ce dernier avait sans doute été absorbée par la gomme laque.

Le résultat de ces dernières expériences m'a prouvé que la zoïcité ne peut provoquer la contraction des cils des Drosera que lorsqu'elle est stimulée par une certaine proportion d'atonicité. Pour ne pas être exposé à tomber dans de grandes erreurs en recherchant la zoïcité au moyen des Drosera, il convenait donc, pour toutes les expériences, de mettre l'atonicité dans le rapport le plus convenable avec la zoïcité, soit par des additions, soit par des soustractions. Rien de plus simple que l'addition d'atonicité par le contact avec le sulfate de quinine. Quant à la soustraction, j'ai trouvé depuis un moyen qui donne des résultats plus réguliers que le simple contact avec une plaque de gomme laque. Je mets dans un godet de faïence 25 grammes d'albumine du sang et autant d'eau, j'évapore et je sèche à 100°; puis je réajoute au moins deux fois successivement 25 grammes d'eau, en séchant chaque fois. L'albumine se dépouille par ce moyen de l'atonicité qu'elle peut contenir, et est alors très-avide d'absorber cet agent physique. Sur l'albumine ainsi préparée je dépose une petite capsule de gomme laque de 15 millimètres de diamètre, et c'est dans cette capsule que je place les petits corps que je veux débarrasser d'une partie de leur atonicité.

A partir du jour où cette installation fut achevée, je ne fis plus une seule expérience sans opérer au moins sur trois granules à la fois. Ainsi, chaque fois qu'il s'agissait de déterminer la zoïcité dans un corps, je déposais ce corps sans aucune modification sur une feuille de Drosera, et, dans mes annotations, je le désignais par la lettre *a*. Un deuxième fragment du même corps était déposé sur une autre feuille, après avoir séjourné 30 secondes sur le gâteau de cire quininée, et était désigné par la lettre *b* suivie du chiffre 30, pour indiquer le nombre de secondes. Enfin, un troisième fragment était également mis sur une feuille de Drosera, après avoir fait un séjour de cinq minutes dans la petite capsule de gomme laque placée sur l'albumine; ce troisième corps était désigné par la lettre *c* suivie du chiffre 5 qui indique les minutes de séjour dans la capsule. En résumé, a désignait toujours le corps dans son état normal, b désignait le même corps avec addition d'atonicité, et enfin c désignait ce corps après soustraction d'atonicité. Souvent, pour mieux me rendre compte de l'état physique d'un corps, je faisais des additions et des soustractions d'atonicité à plusieurs degrés, opérant, par exemple, à la fois sur cinq petits cubes de corne, le premier à l'état normal a, le deuxième et le troisième dans les conditions b 20 et b 40, c'est-à-dire ayant séjourné, l'un 20, l'autre 40 secondes sur la cire quininée, enfin le quatrième et le cinquième dans les conditions c 3 et c 5, c'est-à-dire ayant séjourné, l'un 3, l'autre 5 minutes dans la capsule de gomme laque.

De plus, pour exprimer en chiffres le plus ou moins grand effet produit par l'influence physique d'un corps donné sur les cils des Drosera, je désignais par 1 une légère contraction de quelques cils, par 10 la contraction complète de tous les cils, par 5 une contraction dans laquelle les cils n'avaient fait que la moitié de leur évolution, et par les chiffres intermédiaires les autres différentes phases de la contraction. Enfin, 0 indiquait un effet nul, et, quand j'obtenais exceptionnellement une contraction tout à fait crispée, je la désignais par le chiffre 100. En inscrivant le résultat de mes expériences, je plaçais ces chiffres, qui sont l'expression de la force de contraction, au dessous des lettres qui représentent l'état physique du corps dont la présence détermine le mouvement des cils.

Ces annotations sont aussi simples que précises, et permettent de voir du premier coup d'œil dans quelle proportion l'atonicité et la zoïcité sont alliées dans un même corps.

Ainsi, quand on a obtenu

a	$b\ 30$	$c\ 5$
0	0	8

cela signifie que le corps qu'on étudie renferme une assez forte proportion de zoïcité, mais que cette zoïcité est dominée par de l'atonicité.

a	$b\ 30$	$c\ 5$
10	5	5

signifie que le corps qu'on examine est dans les meilleures conditions irritantes, car une addition ou une soustraction d'atonicité diminue beaucoup l'irritation.

a	$b\ 30$	$c\ 5$
0	10	0

veut dire que le corps en étude renferme beaucoup de zoïcité, mais que l'atonicité y fait défaut ; en effet, une légère addition d'atonicité permet à la zoïcité de produire des effets irritants.

a	$b\ 30$	$c\ 5$
4	9	0

montre que la zoïcité du corps en essai n'est pas alliée à assez d'atonicité pour pouvoir produire son maximum d'action. Cette action est beaucoup augmentée par une petite addition d'atonicité.

a	$b\ 30$	$c\ 5$
0	0	0

indique enfin absence totale de zoïcité.

Je dois faire remarquer ici que les indications ci-dessus se rapportent à des essais faits avec de petits cubes de corne. Si l'expérience a lieu avec des anneaux de platine, il faut opérer dans les conditions a, $b\ 15$ et $c\ 3$, car le platine absorbe et recède l'atonicité avec plus de facilité que la corne.

A partir du jour où je suis arrivé à ces résultats, j'ai

commencé à récolter sur une grande échelle les fruits de mes recherches sur l'atonicité. En effet, sans la connaissance de cet agent, ma découverte de la zoïcité et des curieuses propriétés physiologiques des Drosera aurait été une découverte assez incomplète, et le fait que la zoïcité n'agit pas sur les cils des Drosera, tant qu'elle est dominée par l'atonicité, m'eût exposé à tomber tous les jours dans de graves erreurs. Du moment où je fus mis à même de constater la présence de l'un et de l'autre de ces deux nouveaux agents physiques, et, bien plus,. de les doser, il devenait possible d'étudier l'état physique physiologique des êtres vivants et de leurs différentes parties constituantes, étude qui ne peut manquer de faire faire de grands progrès à la science.

Comme instrument de précision je ne possède, il est vrai, qu'une petite plante, mais rien n'est plus admirablement construit que les organes des sens chez les animaux et leurs équivalents chez les plantes. Ce n'est qu'indirectement, par l'intermédiaire d'instruments de précision, que nos sens peuvent saisir certains phénomènes physiques, comme, par exemple, de très-faibles courants électriques ou d'imperceptibles changements de température. C'est de la même manière que la présence de l'atonicité et de la zoïcité est dévoilée à notre vue par les mouvements que ces agents sont susceptibles de faire accomplir aux cils des Drosera.

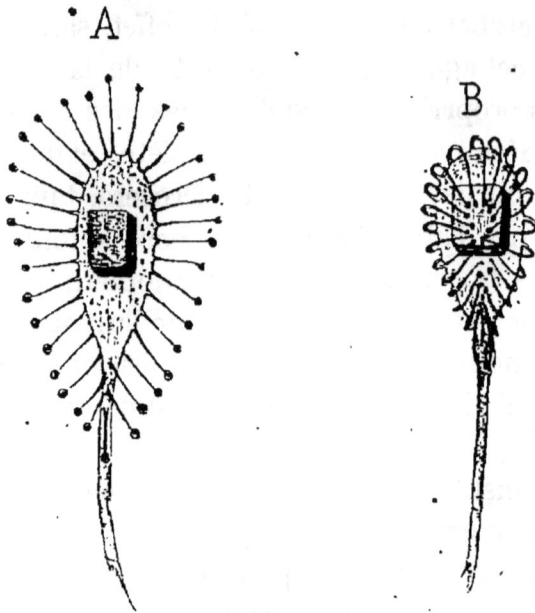

A Cube de corne neutre, les cils ont conservé
leur position normale.

B Cube de corne zoïsé, saisi par les cils.

NB. Pour plus de clarté dans ce dessin les cils extérieurs
seulement ont été représentés.

Drosera Intermedia (feuille grossie)

II

Des soins a donner aux Drosera dans un laboratoire, et de quelques particularités physiologiques de ces plantes.

Comme mes essais sur les Drosera devenaient de jour en jour plus intéressants et plus importants, j'eus soin d'avoir chez moi constamment à ma disposition de ces plantes dans un état de grande fraîcheur et de grande sensibilité.

Dès le début, j'avais compris que la zoïcité doit faire défaut dans les tourbières, ou au moins y être très-rare, et qu'il convient d'entretenir à domicile les petites mottes de tourbe et les plantes qui s'y trouvent dans leur état physique normal.

J'avais remarqué que les granules d'albumine, après leur immersion dans de la cire fondue, étaient parfaitement neutres, c'est-à-dire qu'ils avaient reperdu ce que le contact des doigts leur avait communiqué, et qu'ils n'avaient plus d'action sur les Drosera.

Depuis longtemps je connaissais le grand pouvoir absorbant de l'albumine pour l'atonicité; j'étais donc autorisé à admettre que l'albumine doit absorber la zoïcité avec une égale facilité.

Partant de ce point de vue, je résolus de maintenir les six petites tourbières, que j'avais installées dans autant d'assiettes, en contact permanent avec de l'albumine neutralisée. c'est-à-dire réunissant toutes les conditions de mes granules recouverts de cire.

A cet effet je préparai six tubes de verre de 12 centimètres de longueur et 15 millimètres de diamètre intérieur; je les remplis chacun avec dix grammes d'albumine du sang, et, après les avoir fermés hermétiquement aux deux bouts avec des bouchons de liége, je les mis pendant deux heures dans de l'eau chauffée à 60° c. (Je dois faire remarquer que j'avais choisi une albumine qui, depuis plus d'un an, n'avait subi le contact d'aucun animal vivant.) Après complet refroidissement, je déposai dans chaque assiette un de ces tubes, en mettant l'un des bouchons, ainsi que le verre du tube, bien en contact avec la tourbe et l'eau qui la baignait.

Chaque assiette contenait de douze à dix-huit pieds de Drosera.

Les mottes de tourbe étaient très-petites et constamment baignées par 2 centimètres d'eau.

J'avais disposé toutes les assiettes dans une salle spacieuse, en face et à peu de distance des fenêtres. Les rayons du soleil n'y arrivaient qu'en traversant des rideaux de mousseline, et, pour en empêcher l'accès aux insectes, j'avais soin de ne jamais ouvrir les fenêtres.

Une cheminée, dont la partie supérieure recevait la chaleur du soleil, entretenait dans la salle une ventilation légère mais suffisante.

Enfin les tubes à albumine, que j'avais placés avec les mottes, devaient servir à absorber la zoïcité que les manipulations en général auraient pu communiquer à mes petites tourbières.

Les Drosera, installées de cette façon, avaient non-seulement conservé une grande fraîcheur, mais, au bout de quelques jours, leur sensibilité avait encore beaucoup augmenté, et était devenue bien plus forte que celle des Drosera vivant librement sur la tourbière.

Trois semaines plus tard l'idée me vint de repasser à l'eau chaude mes tubes à albumine. Je m'aperçus alors qu'en faisant mes expériences, j'avais dégarni de feuilles les Drosera de trois assiettes, et pensai mieux faire les choses en distribuant les six tubes entre les trois assiettes restantes.

Tout alla bien pendant trois jours. Le quatrième jour, certaines feuilles accusaient une insensibilité presque complète, et le peu de contraction que je pus observer se faisait toujours en sens contraire de mes prévisions. Enfin, le cinquième jour au soir, j'observai chez l'une de ces feuilles une contraction rapide et complète. Cette feuille correspondait à un granule à l'état b, qui avait reçu un fort excès d'atonicité. A partir de ce moment les cils de mes Drosera se contractaient sous l'influence de l'atonicité avec la même précision qu'ils l'avaient fait d'abord sous l'influence de la zoïcité, c'est-à-dire que mes plantes avaient acquis des propriétés inverses de celles qu'elles possédaient auparavant. Un insecte placé sur une de leurs feuilles n'y déterminait plus de contraction.

Je ne tardai pas à comprendre qu'en traitant par l'eau chaude mes tubes à albumine, je ne leur avais enlevé qu'une partie de leur zoïcité, et qu'en couchant dix grammes d'albumine faiblement zoïsée sur une de mes petites tourbières très-faiblement atonisée, les deux agents physiques s'étaient peu à peu confondus et neutralisés; enfin, qu'en doublant la quantité d'albumine, j'avais dépassé le point de neutralisation.

Les Drosera avaient donc été envahies peu à peu par un petit excès de zoïcité.

Il me fut très-facile de contrôler l'exactitude de cette supposition en enlevant les tubes à albumine, et en les remplaçant par d'autres tubes remplis de sulfate de quinine. Je ne laissai agir ces derniers que pendant douze heures, et je vis ensuite les Drosera repasser, dans l'espace de trente-six heures, par l'état d'insensibilité à leur état atonique normal, dans lequel elles possédaient de nouveau leurs propriétés physiques primitives.

Comme, la première année, je n'avais jamais renouvelé l'eau servant à l'entretien de mes petites tourbières, me contentant de la maintenir seulement à un certain niveau, il arriva qu'à l'approche de l'automne il s'était formé dans mes assiettes de véritables infusions, au sein desquelles pullulaient les infusoires. et, sous leur influence, quelques-unes de mes petites tourbières étaient devenues spontanément zoïques.

Il suffisait de les mettre pendant quelques heures en contact avec un creuset de platine renfermant du sulfate de quinine, pour les ramener en moins d'un jour à l'état atonique.

Mes tout dernières expériences de l'été 1871 ont été

faites avec des Drosera dans lesquelles la zoïcité avait prédominé à trois reprises.

La possibilité de renverser à volonté les propriétés physiques des Drosera est une découverte présentant un très-grand intérêt. Non-seulement elle confirme ce que j'avais déjà trouvé par une autre voie, c'est-à-dire que les cils des Drosera ne se contractent que sous l'influence d'une réaction qui s'opère entre l'atonicité et la zoïcité, mais il est encore possible d'en tirer une autre conséquence que voici : les cils des Drosera ne se contractent que sous l'influence d'une double réaction. Ainsi lorsqu'une Drosera est à l'état atonique, la contraction de ses cils ne peut être causée que par la présence d'un corps capable de leur fournir de l'atonicité avec excès de zoïcité. Le contraire a lieu pour une Drosera à l'état zoïque, c'est-à-dire que ses cils ne se contractent que sous l'influence d'un corps qui leur fournit de la zoïcité avec excès d'atonicité.

Une réaction ou pénétration préexistante entre les deux agents physiques paraît être une condition absolue de la contraction des cils. Car si l'on place sur les feuilles de Drosera soit des granules atoniques de cire et de sulfate de quinine, soit des granules de verre ou de fer zoïsés, il ne se produit aucun effet visible dans leurs cils, que ses feuilles soient zoïques, atoniques ou neutres.

Enfin il est une troisième condition essentielle sans laquelle la contraction des cils ne peut avoir lieu. Elle consiste en ce que l'atonicité et la zoïcité contenues dans le corps qui a été déposé sur la feuille doivent passer par les glandes en accomplissant leur mouvement de translation pour se rendre dans la feuille.

Ce mouvement doit se faire avec une certaine vivacité.

Le plus ou moins de temps que mettent les cils à se contracter, ainsi que le plus ou moins de force avec laquelle cette contraction s'opère, est toujours en rapport avec la plus ou moins grande vivacité du mouvement de translation.

Pour mieux faire comprendre la signification que je donne au mot *vivacité de translation*, je ne puis mieux faire que de comparer le phénomène qui m'occupe en ce moment à ce qui se passe dans la translation de la chaleur d'un corps à un autre. Ainsi, si, après avoir plongé les mains dans l'eau chauffée à 40° c., on les plonge immédiatement dans de l'eau à 42°, on a de la peine à apprécier la différence de température qui existe entre les deux liquides, et la sensation qu'on éprouve n'a rien de désagréable. Si, au contraire, on plonge les mains dans la même eau à 42°, après les avoir tenues pendant quelque temps dans la neige, la sensation qu'on éprouve est insupportable.

C'est que, dans ce dernier cas, la translation de la chaleur se fait avec une très-grande vivacité, phénomène qui occasionne toujours une sensation douloureuse.

La même eau à 42° produit donc sur la peau, tantôt une impression agréable, tantôt une excitation vive et douloureuse. Ces deux sensations opposées, ainsi que toutes les sensations intermédiaires, dépendent du plus ou moins grand écart existant entre la température de l'eau et celle de l'épiderme au moment où le contact a lieu.

Ce phénomène a la plus grande analogie avec les effets que produisent les corps zoïsés sur les feuilles de Drosera.

Je vais citer à l'appui de ce qui vient d'être dit quelques-unes de mes expériences.

Première expérience.

Je plaçai dans une bassine de terre cuite une motte
de tourbe sur laquelle croissait un beau groupe de Drosera, et j'eus soin d'entretenir le niveau de l'eau à 3 centimètres au dessous de la surface de la motte. Je remplis
de sulfate de quinine quatre tubes de verre d'un diamètre
intérieur de 15 millimètres et de 1 décimètre de longueur, et, après les avoir fermés aux deux bouts avec des
bouchons de liége qui dépassaient de beaucoup, je les couchai dans l'eau de la bassine, de telle façon que chacun
des quatre côtés de la motte fût en contact avec un des
bouchons de chaque tube.

Cette installation faite, j'eus soin d'observer ce qui se
passerait dans les Drosera, en plaçant sur leurs feuilles,
de douze heures en douze heures, des cochenilles, des
cubes de corne et des granules d'albumine, après les
avoir tous préalablement zoïsés par le contact de mes
doigts.

Voici ce qui se passa. La contraction des cils se faisait
de jour en jour avec plus de lenteur. Le cinquième jour,
les cochenilles n'avaient plus aucune action sur les cils,
tandis que les cubes de corne les faisaient encore se contracter, bien que faiblement. Le sixième jour, la corne,
à son tour, ne produisait plus d'effet. Le septième jour
enfin, l'action de l'albumine zoïsée elle-même était nulle.
Les Drosera étaient devenues complètement insensibles
à l'action de la zoïcité stimulée.

Je retirai alors les tubes au sulfate de quinine; j'eus
soin de renouveler l'eau deux fois par jour, et les Dro-

sera mirent trois semaines à reprendre peu à peu leur sensibilité et à revenir à leur état normal.

Deuxième expérience.

L'installation en vue de cette deuxième expérience fut exactement la même que pour la première, avec cette seule différence que les tubes, au lieu de sulfate de quinine, renfermaient de l'albumine du sang neutralisée autant que possible. Les effets produits dans cette expérience furent inverses de ceux constatés dans la première. Ainsi, à mesure que l'atonicité naturelle de la tourbe était absorbée par l'albumine neutre, la sensibilité des feuilles de Drosera augmentait. et, de jour en jour, la contraction des cils se faisait avec plus de rapidité et de force. Cette sensibilité devint telle au bout d'une quinzaine de jours, que les feuilles impressionnées par le contact de l'albumine du sang zoïsée, non-seulement se contractaient très-rapidement, mais jaunissaient encore généralement au bout de quelques heures, et se desséchaient ensuite.

Troisième expérience.

Je mis une motte de tourbe à Drosera (c'était, comme dans les deux expériences précédentes, une motte carrée de 2 décimètres de côté) en contact avec deux matras en verre qui renfermaient chacun 150 grammes d'albumine du sang fortement zoïsée par un contact prolongé avec les mains. Un fort cordon de laine, plongeant par un bout dans l'albumine et par l'autre dans l'eau qui baignait la motte. soutirait à cette dernière de l'atonicité, tandis qu'à travers le verre l'albumine cédait de la zoïcité à la tourbe. Faisons observer cependant que ce cordon de laine n'est pas indispensable; il aide à fournir de meilleurs résultats, car si on le supprime, il faut deux jours de plus pour arriver à un résultat égal.

Après cinq jours de contact entre les matras et la motte de tourbe, les Drosera indiquèrent un léger excès de zoïcité. Elles étaient alors extrêmement sensibles à l'action des cubes de corne zoïsés d'abord, puis suratonisés. Le sixième jour cette sensibilité avait beaucoup diminué et, le septième jour, il me fut impossible d'obtenir la moindre contraction dans les feuilles.

Les résultats qu'ont fournis ces trois expériences peuvent être interprétés de la manière suivante.

Comme les corps zoïsés et atonisés ont la propriété de transmettre par simple contact leur zoïcité et leur atonicité à d'autres corps qui ne renferment pas ces agents physiques ou qui les renferment en proportion moindre, et comme cette transmission a lieu jusqu'au moment où ces agents se trouvent également répartis dans ces corps, il est évident que, lorsqu'on place un corps fortement zoïsé sur une feuille de Drosera qui n'est que très-faiblement atonisée, il s'établit un mouvement de translation de zoïcité qui, par les glandes des cils, seul point de contact, se propage dans la feuille.

Ce mouvement de translation s'accomplit dans ce cas avec beaucoup plus de vivacité que si la feuille de Drosera avait déjà reçu par une autre voie une grande partie de l'atonicité qu'elle est capable de contenir.

Le mouvement de translation sera nul lorsque les agents physiques auront acquis une tension égale dans la feuille et dans le corps déposé à sa surface.

Une autre preuve encore de la nécessité d'un courant pour produire la contraction des cils, c'est que cette contraction cesse dès qu'on enlève le corps qui a donné lieu au courant, et qu'elle cesse également au moment où l'équilibre de tension entre les deux corps se trouve établi. Alors les cils se déploient et reprennent leur position naturelle.

Il ressort de tout ce que nous venons de dire dans ce chapitre que, dès que les Drosera ont quitté la tourbière, elles peuvent être influencées par des causes extérieures et éprouver par suite de grands changements dans leurs propriétés physiques.

Quand on veut faire à domicile des essais comparatifs avec ces plantes, il importe de les conserver toujours dans le même état et de les préserver contre tout accident.

C'est dans l'état de neutralité que les Drosera sont le plus irritables ; c'est surtout alors qu'elles peuvent servir à signaler la présence de très-petites quantités de zoïcité. S'il est facile de neutraliser les Drosera, il est difficile de les maintenir longtemps dans cet état. Pour les essais courants. dans lesquels il s'agit le plus souvent de doser la zoïcité ou l'atonicité, et de déterminer dans quelle proportion ces deux agents sont alliés, il est convenable de maintenir les Drosera dans le même état physique qu'elles ont dans la nature. Rien n'est plus facile ; il suffit de prendre ces plantes avec des mottes de tourbe de 6 centimètres d'épaisseur, d'en garnir des bassines de terre cuite, de maintenir le long des parois un espace libre de 1 à 2 centimètres de largeur et d'y verser, jusqu'à 2 centimètres au dessous de la surface de la tourbe, de l'eau fraîche qu'on enlève et qu'on remplace matin et soir au moyen d'un siphon. .

On évite ainsi la décomposition des matières végétales mortes, et par conséquent la formation, ou au moins la

multiplication d'infusoires. Comme on connaît exactement l'effet que produisent sur les Drosera normales des
cubes de corne zoïsés par le contact des doigts, on
peut, dès que les Drosera commencent à donner des
résultats différents, remédier à cet inconvénient en mettant le soir dans l'eau qui baigne la tourbe, pendant un
quart d'heure ou une demi-heure, soit des tubes renfermant du sulfate de quinine, soit des tubes absorbants
contenant du sérum desséché et neutralisé, suivant que
les Drosera ont été modifiées dans un sens ou dans
l'autre.

En observant bien toutes ces instructions, on peut
très-facilement obtenir encore de bons résultats avec des
Drosera qu'on a entretenues depuis six semaines à domicile.

Enfin je recommande pour toutes ces expériences la
Drosera intermedia, la seule dont je me sois servi.

III.

HYSTOLOGIE DES DROSERA

Au commencement du mois d'octobre 1872, époque où la sensibilité des Drosera commençait à diminuer, me voyant obligé d'interrompre mes expériences, je consacrai quelques jours à une étude hystologique de ces plantes. J'avais surtout en vue de rechercher par quel procédé s'exécutaient les mouvements des Drosera, et je portai en conséquence toute mon attention sur les cils.

Les cils sont composés de longues cellules juxtaposées par leurs extrémités et formant ainsi des vaisseaux cloisonnés. Ce sont ces vaisseaux qui, réunis en faisceaux, constituent le cil proprement dit. A la circonférence de la base des cils on compte jusqu'à 16 cellules; à l'extrémité supérieure, beaucoup plus déliée, on en trouve rarement plus de six, deux antérieures, deux postérieures et deux latérales. Les extrémités supérieures de ces dernières cellules sont un peu élargies, soudées ensemble, et forment un petit disque sur lequel la glande est implantée. Cette glande, dont la forme rappelle un peu celle du fruit de l'épine-vinette, est remplie d'un liquide diaphane d'une très-belle couleur groseille; ce liquide lui est fourni par deux vaisseaux cloisonnés qui occupent la partie centrale du cil et renferment dans toute leur longueur un liquide coloré. On remarque dans la glande deux vaisseaux recourbés en anses; chacun d'eux correspond par une de ses extrémités avec un des vaisseaux antérieurs et par l'autre extrémité avec un des vaisseaux postérieurs du cil. Ces anses, qui occupent la moitié de la hauteur de la glande, sont très-finement striées transversalement, et rappellent les fibres musculaires. La glande renferme en outre une grande quantité de petites cellules allongées, qui sont toutes dirigées vers le sommet.

Les cils exécutent deux sortes de mouvements. Le premier, qui se fait sous l'influence d'agents physiques, est un mouvement de préhension analogue à celui des doigts de la main. Le second mouvement est celui par lequel les cils se redressent pour reprendre leur position normale, quand les agents physiques ont cessé d'exercer sur eux leur influence. Les données hystologiques qui précèdent permettent de s'expliquer ces mouvements de la manière suivante. La circulation des sucs végétaux des cils est ascendante dans les vaisseaux postérieurs et descendante dans les vaisseaux antérieurs. Les anses striées, qui établissent dans les glandes une communication entre les vaisseaux postérieurs et antérieurs, doivent être contractiles sous l'influence de certaines irritations, et capables d'obstruer à un moment donné le passage des sucs. Dans ce cas, les vaisseaux postérieurs se gonflent et s'allongent, tandis que les vaisseaux antérieurs se dégonflent et se raccourcissent, d'où il résulte que les cils se recourbent en avant. Quand les causes de l'irritation ont cessé d'agir, les vaisseaux striés de la glande se dilatent de nouveau, et la circulation se rétablit. Les sucs exercent alors une pression égale dans les vaisseaux postérieurs et antérieurs des cils, qui se redressent peu à peu et prennent la position qui leur est assignée par la structure de leurs parties constituantes, c'est-à-dire qu'ils se raidissent et s'infléchissent légèrement en arrière. En observant les cils dans leurs différentes positions, il est aisé de constater qu'ils sont sensiblement amincis pendant qu'ils sont contractés pour saisir un corps, et qu'au contraire ils sont plus gonflés dans leur position normale. L'exsudation de la glu semble aussi être le résultat d'une forte pression intérieure, car jamais la glande ne s'enveloppe de glu tant que le cil se trouve dans l'état de contraction ; la glu ne reparaît qu'après son redressement complet. Les gouttelettes de glu de la même feuille ont toutes exactement la même grandeur, et cette grandeur est évidemment réglée par la pression intérieure, car, lorsque, dans des cas exceptionnels, ces gouttelettes sont plus grandes qu'à l'ordinaire, c'est toujours dans des moments où les cils, plus gonflés et rejetés en arrière plus que d'habitude, indiquent que les sucs exercent dans leur intérieur une pression plus forte que de coutume.

A la base des cils les cellules se prolongent, et vont, en rayonnant en tous sens, se réunir aux cellules des cils environnants, de sorte que tous les cils communiquent entre eux. Cependant, comme nous allons le voir, ces communications sont plus ou moins directes, car certains cils correspondent mieux avec d'autres cils éloignés qu'avec leurs voisins immédiats.

La contraction des cils est toujours la suite d'une irritation indirecte, car, lorsqu'on dépose un corps irritant sur un cil de la région médiane de la feuille, ce sont toujours les cils de la circonférence qui commencent à se contracter, puis les autres suivent, et, si l'irritation est forte et durable, tous les cils ne cessent de se porter en avant qu'arrêtés par l'obstacle opposé par le corps irritant. Quand un ou deux cils seulement de la ligne médiane sont mis en contact avec un corps faiblement irritant, on ne voit se contracter que deux ou trois cils de la circonférence, et ce sont toujours ceux dont la longueur est telle qu'en se courbant ils peuvent juste atteindre avec leur glande la glande du cil qui a été irrité. Ainsi, quand un petit moucheron presque microscopique se prend à la glu sur la ligne médiane de la feuille et vers la base du limbe, l'irritation ne se transmet qu'aux trois cils inférieurs du pétiole qui se rabattent peu à peu et viennent avec une précision mathématique appliquer leurs glandes sur le moucheron captif. Il arrive dans ce cas une chose bien remarquable et que je ne m'explique pas: c'est que les cils, pour atteindre le moucheron à une distance aussi grande, ne se courbent fortement qu'à leur base. Je ne m'explique pas non plus comment il se fait que les cils se recourbent en forme d'S lorsqu'on soumet une partie d'une feuille à une irritation atonique et une autre partie à une irritation zoïque.

Dans le cours de cette étude j'ai quelquefois provoqué les mouvements des cils par des irritations chimiques; j'ai fait principalement usage de chlorure de sodium ou d'acide sulfurique. J'ai constaté avec surprise que la glycérine phéniquée à 2 %, qui impressionne déjà assez vivement la langue, ne détermine aucune contraction des cils.

Je n'ai trouvé qu'un seul moyen mécanique capable de produire des contractions. Pour prouver que les cils se recourbent à la suite d'un arrêt de circulation résultant de la contraction des vaisseaux striés de la glande, j'ai comprimé des glandes de manière à étrangler en même temps les vaisseaux striés, et j'ai réussi de la sorte à provoquer la contraction très-marquée de quelques cils.

IV.

ACTION DE LA CHALEUR SUR L'ATONICITÉ

ET LA ZOÏCITÉ

La connaissance de ce fait, que tous les granules d'albumine qui ont séjourné quelques instants dans de la cire fondue sont sans action sur les Drosera, m'avait déjà rendu de grands services lors de mes premières études. Il m'importait beaucoup de savoir de quelle manière s'opérait cette rapide disparition des propriétés zoïques de l'albumine; je me proposai donc de rechercher avant tout quelle était l'action de la chaleur sur l'atonicité et la zoïcité.

Ma première expérience consistait à chauffer au bain-marie, pendant une heure, des granules d'albumine et de farine, que j'avais d'abord zoïsés par le contact de mes doigts. Ces granules, déposés, après complet refroidissement, sur des feuilles de Drosera, n'ont eu aucune action sur celles-ci. Cependant je ne pouvais considérer ce résultat comme décisif, car, en zoïsant ces granules, j'avais remarqué qu'ils étaient légèrement humides. Le même essai fut donc recommencé avec les mêmes granules parfaitement secs. Il se produisit cette fois une contraction assez marquée des cils.

Une chaleur de 100° n'avait donc ni modifié ni expulsé complètement la zoïcité et l'atonicité, et le résultat si différent de la première expérience pouvait s'expliquer par l'intervention de l'eau que renfermaient encore les granules, eau qui, en s'évaporant, avait pu entraîner avec elle la zoïcité et l'atonicité. Pour éprouver la valeur de cette hypothèse, je fis bouillir de l'eau dans une capsule de porcelaine, et, au moment de retirer celle-ci du feu, je jetai dans l'eau bouillante une dizaine de grammes de serum desséché, que j'avais eu soin de tenir préalablement, pendant une heure, dans la main, puis je recouvris la capsule d'une mousseline fine, tendue sur un cercle de fil de fer. Je déposai en même temps sur la mousseline des cubes de corne et de petits anneaux de platine neutres, qui recevaient ainsi la vapeur d'eau émise par l'eau de la capsule. Au bout d'un quart d'heure, j'enlevai la mousseline, et, dès que le platine et la corne furent complètement refroidis, je les déposai sur des feuilles de Drosera. Dans l'état *a* et *b*, ni la corne, ni le platine ne provoquèrent de contraction des cils, tandis que dans l'état *c* ils les firent se contracter fortement. L'eau, en s'évaporant, avait donc entraîné une quantité notable de zoïcité et d'atonicité, cette dernière toutefois en plus forte proportion, bien que la zoïcité dominât de beaucoup dans l'albumine qui avait servi à cette expérience.

Ce résultat fut confirmé par une seconde expérience.

Des cubes de corne zoïsés entre les doigts, puis légèrement humectés à plusieurs reprises, et séchés chaque
fois à une douce chaleur, perdent toute leur atonicité,
ainsi que la plus grande partie de leur zoïcité. La corne
retient cependant une faible proportion de cette dernière, et on peut la faire agir sur les Drosera, moyennant
une stimulation de trois à quatre secondes sur le gâteau
de cire quininée. Je n'ai jamais réussi, par des humectages et des séchages réitérés à basse température, à
débarrasser la corne de ces dernières traces de zoïcité,
d'où il est permis de conclure que l'eau, en s'évaporant,
entraîne avec elle l'atonicité, et que celle-ci, à son tour,
entraîne une certaine quantité de zoïcité, que, de plus,
à basse température, la zoïcité seule ne peut abandonner
en totalité un corps zoïsé, sous l'action de la vapeur d'eau.

A une température plus élevée, les choses se passent
différemment. Les vapeurs chaudes entraînent d'abord,
comme dans le cas précédent, la plus grande partie de
l'atonicité, accompagnée d'un peu de zoïcité, mais cette
dernière, de plus en plus dominante, finit par suivre la
vapeur d'eau au point d'abandonner jusqu'à la dernière
trace le corps qu'elle occupait auparavant.

Dans ces derniers essais, je n'avais étudié en réalité
que l'influence de la chaleur avec intervention de la
vapeur d'eau ; restait à observer l'action directe de la
chaleur sèche. A cet effet je contournai un fil de platine
en une spirale serrée, de trois millimètres de diamètre,
et d'une longueur d'un décimètre ; aux deux extrémités
de la spirale, le fil de platine était droit sur une longueur de trois centimètres, et se terminait par un nœud
serré. Ayant saisi ce fil de platine avec une pince, je le
fis rougir dans toutes ses parties successivement, en le

passant lentement à travers la flamme d'une lampe à alcool. Après avoir recommencé trois fois cette dernière opération, je laissai refroidir complètement le fil, et je trempai un moment le nœud de chaque extrémité dans de la cire fondue. La légère couche de cire, qui s'était attachée aux deux nœuds et les avait recouverts, était destinée à faire office de thermomètre, et sa fusion devait m'avertir que les nœuds de platine avaient atteint une température supérieure à 75°. Cela fait, je pris la spirale dans une main, en ayant soin de ne laisser dépasser que les extrémités droites, avec lesquelles j'évitai tout contact direct. Au bout d'une demi-heure, je coupai avec des ciseaux l'un des nœuds que je déposai sur une feuille de Drosera. Il ne se produisit pas la moindre apparence de contraction dans les cils. J'en conclus que le nœud était neutre, et que la zoïcité de ma main n'avait pu l'atteindre. Je saisis alors de nouveau, avec les mêmes pinces, la spirale de platine, et, commençant par le bout duquel je venais de couper le nœud, je la passai lentement dans la flamme de la lampe à alcool, jusqu'à ce que je vis entrer en fusion la cire qui recouvrait le nœud formé à l'autre extrémité du fil.

A ce moment je retirai brusquement la lampe, et quand le platine fut complètement refroidi, j'en coupai le nœud et le déposai à son tour sur une feuille de Drosera. Cette fois les cils se contractèrent fortement. La zoïcité, qui, sans changement de température, n'avait pu dans le premier cas suivre le fil de platine sur une longueur de trois centimètres dans l'espace d'une demi-heure, avait été, dans le second cas, entraînée par la chaleur, et avait en quelques instants atteint et envahi le nœud du fil de platine.

Ici se posait la question de savoir si la chaleur agit bien réellement par entraînement, ou si elle agit par déplacement. La chaleur pouvait avoir expulsé la zoïcité du fil de platine en la chassant devant elle. Si cette propriété se vérifiait, il était à supposer qu'on pourrait en faire une précieuse application. En zoïsant un corps froid et en le chauffant sur une grande partie de son étendue, la zoïcité de la partie chauffée, étant déplacée, irait s'ajouter à celle de la partie froide, et l'on pourrait de cette manière arriver à opérer une espèce de concentration de cet agent et en obtenir des effets plus intenses sur les plantes et les animaux.

Pour vérifier la valeur de cette hypothèse, je fis l'expérience suivante. Je fis faire une petite chaudière de 2 décimètres de diamètre et 22 centimètres de profondeur. A travers le couvercle passait un vase cylindrique de fer blanc, ayant trois décimètres de hauteur et un décimètre de diamètre ; ce vase, soudé au couvercle, atteignait presque le fond de la chaudière, et pouvait par conséquent être baigné par deux décimètres d'eau. Je remplis le vase cylindrique de sérum desséché qui n'avait pas été manié depuis un an et qui n'était par conséquent pas fortement zoïsé. J'avais eu la précaution de disposer à différentes hauteurs dans la masse du sérum, et en commençant par les couches les plus basses, de petits paquets d'un papier très-fin renfermant des granules de corne ; ces paquets attachés à des fils pouvaient être retirés à un moment donné. Quand toutes ces dispositions eurent été prises, je remplis la chaudière d'eau chauffée à 85° et je l'entretins à cette température pendant une heure. Le sérum desséché, bien qu'assez mauvais conducteur de la chaleur, s'échauffa considéra-

blement jusqu'au niveau du couvercle de la chaudière ;
le sérum situé au dessus demeura relativement froid. Je
retirai alors les paquets les uns après les autres, en
déposant chaque fois les granules qu'ils renfermaient
sur des feuilles de Drosera, et je constatai que du fond à
la surface tous ces granules renfermaient la même
quantité de zoïcité ; les couches supérieures seules indi-
quaient une proportion un peu plus forte d'atonicité entraînée sans doute par des traces de vapeur d'eau qui,
parties des couches chaudes du sérum, étaient venues se
condenser dans les couches les plus froides.

La chaleur ne déplace donc pas la zoïcité ; elle l'entraîne avec elle. L'expérience suivante le prouve d'ailleurs d'une manière décisive. Si l'on introduit dans un
creuset de platine une douzaine de granules de corne,
et qu'on place ce creuset dans une soucoupe de faïence
renfermant de l'éther, la volatilisation de ce dernier produit un froid considérable ; la chaleur, en abandonnant
la corne, entraîne l'atonicité et la plus grande partie de la
zoïcité. Quand tout l'éther est évaporé, l'air ambiant cède
peu à peu au creuset et à la corne une nouvelle quantité
de chaleur que l'on absorbe de nouveau en remettant de
l'éther dans la soucoupe. Après trois refroidissements,
la corne ne retient plus que de faibles traces de zoïcité
qu'on peut constater, et, pour ainsi dire, doser en stimulant les granules de corne sur le gâteau de cire quininée,
pendant une, deux et trois secondes, avant de les déposer
sur les feuilles de Drosera. Les granules en question ne
renfermant plus d'atonicité, n'exercent aucune action sur
les cils, à moins d'une stimulation préalable. Cette action
est également empêchée par le moindre excès d'atonicité. Les traces de zoïcité retenue par ces granules sont

donc d'autant plus faibles qu'il faut une stimulation moindre pour arriver à produire un effet maximum.

Il est donc prouvé par cette étude que la chaleur, en se déplaçant, entraîne avec elle l'atonicité et la zoïcité, et qu'elle entraîne la première avec plus de facilité que la seconde. La chaleur animale doit donc singulièrement contribuer à faciliter la transmission de la zoïcité des animaux à des végétaux ou à des corps inertes zoïsables, qui sont généralement, les uns et les autres, à une température inférieure. Cela ne veut pas dire cependant que la zoïcité ne puisse être transmise que par le véhicule de la chaleur. L'atonicité et la zoïcité se transmettent spontanément d'un corps à un autre corps de température égale, et nous prouverons de plus dans un autre chapitre que l'atonicité facilite beaucoup le transport de la zoïcité.

Dans les expériences qui précèdent, je n'avais étudié l'action de la chaleur que sur l'atonicité et la zoïcité en présence dans un même corps et en réaction entre elles. Il restait à examiner quelle était l'action de la chaleur sur chacun de ces deux agents en particulier.

A cet effet, je remplis une capsule de fer avec de la gomme laque, sur laquelle je couchai pendant douze heures quelques paquets de sulfate de quinine, puis, ayant enlevé ces derniers et mis l'extrémité d'un cordon de soie en communication avec la gomme laque, je chauffai peu à peu la capsule, de manière à faire fondre lentement la gomme laque sans la brûler. Au bout de quelques moments, je constatai qu'un courant d'atonicité traversait le cordon de soie, et que ce courant augmentait d'intensité à mesure que la chaleur s'élevait dans la gomme laque. Ici ce n'était plus la chaleur qui entraînait

4

l'atonicité, car la soie, fort mauvaise conductrice du calo-
rique, ne s'était pas échauffée dans toute sa longueur;
l'atonicité qui se dégageait était déplacée par la chaleur à
mesure que celle-ci envahissait la gomme laque. Le fer
étant mauvais conducteur de l'atonicité, celle-ci n'avait
d'autre issue que le cordon de soie; aussi le courant qui
traversait ce dernier était-il très-intense, et, d'après sa
longue durée, je pus juger que la gomme laque avait en-
magasiné à froid des quantités prodigieuses d'atonicité.
Beaucoup d'expériences m'ont confirmé ce fait important,
de sorte que de la gomme laque, saturée préalablement
d'atonicité, peut devenir une source puissante de cet
agent, au moyen d'un simple échauffement. La même
gomme laque, après avoir été chauffée pendant un temps
prolongé, peut, après refroidissement, tenir lieu de corps
absorbant quand il s'agit d'enlever de l'atonicité à un
autre corps doué d'une moindre affinité pour cet agent.

La chaleur déplaçait donc l'atonicité; cela n'était pas
pour moi un fait bien acquis, mais tout me portait à
croire qu'il n'en était pas de même de la zoïcité que je
n'avais jamais réussi à soustraire totalement à un corps
organique, malgré les chauffages les plus réitérés. Il n'y
a que le platine que j'aie pu débarrasser de ses dernières
traces de zoïcité en le chauffant plusieurs fois au rouge.
et je suis convaincu que dans ce cas la zoïcité n'est pas
déplacée, mais bien entraînée par la chaleur, et qu'elle se
répand avec cette dernière dans l'atmosphère.

La connaissance de l'action que peut exercer la chaleur
sur l'atonicité et la zoïcité donne lieu à de·très-utiles
applications, dont la plus importante pour le moment
consiste à pouvoir neutraliser les différents corps servant
aux expériences sur les Drosera.

Il suffit en effet de chauffer le platine au rouge plusieurs fois de suite pour lui enlever jusqu'aux dernières traces des deux nouveaux agents physiques. On peut de la même manière neutraliser l'extrémité des pinces de platine à l'aide desquelles on se propose de manier les corps neutres. Quant aux granules composés de matières organiques, on parvient à les rendre neutres en les soumettant à une série de chauffages à 100° suivis d'humectages réitérés. Les granules soumis à ce traitement retiennent. il est vrai, le plus souvent des traces de zoïcité; mais il est aisé de la doser et d'en tenir compte dans le cours des expériences. Enfin, en neutralisant par les mêmes procédés des masses considérables de gomme laque, de sérum desséché ou d'autres corps zoïsables et atonisables, on se procure des auxiliaires capables de soutirer à un animal vivant une partie de sa zoïcité ou de son atonicité, ou bien de diminuer dans son organisme la quantité de l'un et de l'autre de ces agents. Dans le premier cas, il est indispensable d'interposer entre l'animal et le corps absorbant un diaphragme jouissant de la propriété de ne se laisser traverser que par l'agent physique dont on veut priver le sujet sur lequel on opère. On se servira, par exemple, du fer ou du verre pour confectionner les diaphragmes destinés à faciliter l'enlèvement de la zoïcité, de gomme laque, de carton ou d'un bois blanc léger dans les cas où l'on aurait à effectuer l'absorption de l'atonicité.

En étudiant alors les effets produits, soit par la rupture de l'équilibre normal existant entre l'atonicité et la zoïcité, soit par leur appauvrissement simultané, il devient possible de déterminer le rôle que jouent ces deux agents dans les phénomènes de la vie, et d'entrer dans une voie nouvelle de découvertes physiologiques, dont les applications peuvent avoir une portée incalculable.

V.

LE FER DANS SES RAPPORTS AVEC L'ATONICITÉ ET LA ZOÏCITÉ

Pendant l'été de l'année 1871, dès le début de mes expériences sur les Drosera, j'eus l'idée de rechercher quel est le mode de translation de la zoïcité d'un corps à un autre, et quel est le temps nécessaire pour que l'équilibre s'établisse entre deux corps qui se touchent et se trouvent dans état physique différent, l'un étant zoïsé et l'autre à l'état neutre. Je désirais aussi savoir si, dans un corps donné, il ne serait pas possible de réduire la quantité de zoïcité à la moitié, au tiers ou au quart, en mettant ce corps fortement zoïsé en contact avec un, deux ou trois corps de même nature, complètement neutres. J'espérais arriver ainsi à pouvoir évaluer en nombres l'énergie de la zoïcité d'un corps donné, comparativement à celle d'un autre corps plus faiblement zoïsé.

Comme je croyais à cette époque que le fer est absolument mauvais conducteur de la zoïcité ainsi que de l'atonicité, j'avais choisi ce métal comme corps isolant.

Je fis donc construire une barre de fer de 15 centimètres de longueur, sur 22 millimètres de largeur et 15 millimètres d'épaisseur, et j'y fis creuser cinq excavations dont je ne puis mieux définir la forme qu'en les comparant au creux d'un moule à balles servant à faire des balles coniques pour carabine.

Une épaisse lame de fer à surface bien plane servait de couvercle général, et était maintenue en place par deux chevilles qui, à chaque extrémité, pénétraient dans la barre.

Je me servais alors dans mes expériences de granules que je préparais avec une partie d'albumine du sang et trois parties de farine.

Je plaçai dans chaque excavation un de ces granules préalablement zoïsé, et j'y ajoutai des granules neutres en différentes proportions.

Au bout de douze heures, la répartition des fluides se trouvait assez bien établie entre tous les granules, mais leur état physique avait changé, car tous accusaient un excès d'atonicité. Ils ne faisaient plus se contracter les cils des Drosera qu'après avoir été désatonisés en partie sur de la gomme laque.

Ce résultat si imprévu me fit songer à mon expérience de février 1867, dans laquelle j'avais constaté que, si on ajoute du fer en poudre à du sérum liquide, il se dégage de l'atonicité.

Or, dans l'expérience que je venais de faire, je voyais le même effet se produire par le contact du fer avec du sérum desséché.

Je constatai cette coïncidence d'effet sans pouvoir encore en trouver la raison. C'était pour le moment simplement un fait acquis.

Cette expérience quatorze fois répétée, me fournit dix résultats différents; tantôt j'obtenais un excès plus ou moins grand d'atonicité, tantôt un état neutre plus ou moins parfait, tantôt enfin un excès de zoïcité plus ou moins prononcé.

En présence de telles irrégularités, je me trouvai dans le plus grand embarras.

Je ne pouvais pas supposer que la Drosera me trompât, car, jusqu'à ce moment, ses indications avait constamment été des plus certaines.

Il y avait ici un mystère que je n'avais pas encore réussi à éclaircir à l'époque où la Drosera prend son quartier d'hiver. Je dus donc attendre neuf mois pour reprendre mes études.

Au mois d'août 1872, je me remis à mes expériences.

Il ne s'agissait plus pour moi de savoir de quelle manière s'opère le transport de la zoïcité d'un corps à un autre; je voulais avant tout apprendre quelle est l'action physique du fer sur un corps albuminoïde autre que l'albumine du sang.

Je me servis cette fois de petits cubes de corne de deux millimètres de côté.

Après les avoir tenus pendant deux minutes entre les doigts, je les répartis dans les excavations de la barre de fer, et, ayant bien ajusté le couvercle, je les abandonnai à eux-mêmes pendant six heures. Je les retirai ensuite et les plaçai, dans les trois états différents, sur des feuilles de Drosera, qui indiquèrent toutes très-franchement un excès d'atonicité. Le lendemain, la même expérience, répétée avec le plus grand soin, me fournit un résultat inverse. Les petits cubes accusaient tous, très-faiblement il est vrai, mais très-distinctement, un excès de zoïcité.

Comme j'avais l'habitude de mener souvent de front deux ou trois expériences différentes, j'avais entrepris ce jour-là de rechercher, au moyen des Drosera, jusqu'à quel point le fer est mauvais conducteur de l'atonicité, bien que depuis cinq ans mes propres sensations m'eussent appris que sa conductibilité est très-faible ou même nulle.

A cet effet, je zoïsai quatre granules de corne que je mis dans un étui de fer, et je couchai ce dernier pendant trois heures sur un gâteau de cire quininée. Je trouvai, non-seulement que ces granules ne s'étaient pas suratonisés, mais encore que leur zoïcité était au moins cinq fois plus énergique que celle que je leur avais communiquée par le contact de mes doigts.

Ce fut pour moi un trait de lumière. Il devenait évident que le fer de l'étui avait seul pu communiquer à la corne cet excès si considérable de zoïcité, et cette zoïcité, le fer avait dû l'emprunter lui-même à ma main, dans laquelle j'avais tenu l'étui durant vingt minutes environ, avant de faire l'expérience.

Les expériences variées que j'ai entreprises depuis, dans le but de contrôler et de vérifier cette supposition, ont parfaitement confirmé son exactitude.

Tout s'est alors expliqué.

Si le fer en poudre que j'avais mis en 1867 dans du sérum avait donné lieu à une production d'atonicité, c'est que le fer, en enlevant au sérum beaucoup de zoïcité, avait laissé en excès l'atonicité qui dès lors avait pu se dégager. C'était donc une libération, un simple dégagement, et non 'une production d'atonicité qui avait eu lieu.

J'ai du reste fait depuis la remarque que les appareils atoniques dont la construction est basée sur cette propriété du fer ne fonctionnent que pendant fort peu de temps, c'est-à-dire juste le temps nécessaire à l'écoulement de l'atonicité devenue libre.

La diversité des résultats qu'avaient fournis mes expériences avec la barre de fer provenait par conséquent de ce que, dans mes différentes expériences, j'avais manié cette dernière plus ou moins longtemps avec les doigts, soit pour la déplacer, soit pour ajuster ou ôter le couvercle.

Le fer est donc non-seulement bon conducteur de la zoïcité, mais il est encore capable d'en absorber de notables quantités, qu'il peut transmettre ensuite à d'autres corps.

La découverte de cette nouvelle propriété du fer d'être mauvais conducteur absolu de l'atonicité me permettait désormais de disposer de zoïcité pure.

J'entrepris alors de chercher à connaître l'action de la zoïcité pure sur un corps, simplement, mais fortement atonisé.

A cet effet, je déposai un fort granule de cire et sulfate de quinine dans la première excavation de la barre de fer, et je couchai sur ce granule quatre cubes de corne aussi neutres que possible. Dans la dernière excavation je n'introduisis que des cubes de corne. Après avoir bien ajusté le couvercle, je me fixai la barre de fer directement sur le corps et l'y maintins pendant toute une nuit.

Le matin je retirai ces cubes et les plaçai dans l'ordre habituel sur des feuilles de Drosera.

Les cubes qui avaient été en contact avec le granule au sulfate de quinine firent se contracter les cils avec violence.

Une faible désatonisation de ces cubes diminuait l'effet produit sur les cils, et une désatonisation de cinq minutes suffisait pour annuler tout effet. Cela prouve que ces cubes renfermaient peu d'atonicité ; par contre, j'ai remarqué que la zoïcité s'y trouvait à une tension bien supérieure à celle que le contact direct de mon corps aurait pu leur communiquer. Il s'était donc produit une condensation ou accumulation considérable de zoïcité.

Les cubes qui n'avaient pas subi l'influence du granule au sulfate de quinine, ne produisirent sur les cils qu'une action très-ordinaire ; encore fallut-il les stimuler avec un peu d'atonicité.

J'ai pu tirer de cette expérience une déduction précieuse en ce sens qu'elle fait comprendre ce qui se passe dans le fonctionnement de mes piles atoniques, et qu'elle m'a fourni la solution d'un problème que je m'étais posé depuis longtemps, celui de condenser de la zoïcité dans du lait ou de l'œuf battu, pour administrer en boisson cet agent physique dans certains cas pathologiques.

En effet, la zoïcité, du moins telle qu'elle est transmise par le fer, a la propriété de déplacer l'atonicité dans les corps organiques zoïsables, de se substituer à elle en grande partie, et d'être alors dans ces corps, ou plus abondante, ou plus énergique que dans le corps vivant qui l'a fournie.

S'agit-il, par exemple, de zoïser fortement du lait, il suffit d'en renfermer dans des vases de fer plats, d'introduire dans chacun de ces vases quelques tubes de verre remplis de sulfate de quinine et fermés aux deux bouts par des bouchons de liége, d'appliquer ces vases contre les flancs d'une vache, un de chaque côté, en manière de besace, pour obtenir au bout de quelques heures un lait doué de propriétés vitales plus énergiques que celles du lait sortant directement du pis. Il est bon que les vases de fer soient recouverts d'un vernis de gomme laque sur toute leur surface, excepté sur le côté qui doit être mis en contact avec l'animal.

Quant au fonctionnement de mes piles atoniques, voici ce que j'ai pu déduire de mes expériences sur le fer :

Les piles qui me fournissent les meilleurs résultats, et que j'avais d'abord construites par simple intuition, sont composées de tubes de verre dans lesquels des couches d'une matière animale zoïsable et atonisable alternent avec des couches de matières pouvant fournir de l'atonicité, telles que le cyanure de potassium, le sulfate de quinine, etc.

Toutes les matières animales mortes, en tant qu'elles se trouvent dans leur état naturel, renferment de l'atonicité et de la zoïcité, ce dernier agent toujours en excès.

Avec le temps, ces deux agents se dispersent, mais avec une extrême lenteur. Cette dispersion peut être hâtée par des changements fréquents de température, par l'état hygrométrique de l'atmosphère, ou par le contact de corps doués d'un pouvoir absorbant.

L'atonicité est très-stable, tant que la zoïcité est en excès ; mais elle s'écoule rapidement par tous les corps conducteurs, dès que la zoïcité ne la domine plus.

Ainsi, si on dissout dans l'eau de l'albumine vieille de plusieurs années, elle dégage de grandes quantités d'atonicité aussitôt que par une addition de limaille de fer on lui enlève son excès de zoïcité.

Dans les piles atoniques, celles des matières qui sont des sources constantes d'atonicité produisent la sursaturation d'atonicité des couches albuminoïdes avec lesquelles elles alternent. Cette atonicité se dégage par les extrémités des tubes chaque fois qu'elle y rencontre un corps conducteur ou absorbant, et en se dégageant elle entraîne (comme je l'ai déjà prouvé) une partie de la zoïcité des couches de matière animale qui finissent par perdre la plus grande partie de cet agent. Si alors on saisit avec la main un de ces tubes, la zoïcité de celle-ci traverse le verre ou le fer, va envahir les couches de matière albuminoïde, et en déplace l'atonicité qui s'y était accumulée.

C'est ce qui explique le dégagement si énergique de l'atonicité dans les piles, dégagement qui produit souvent des effets si extraordinaires.

Le sang. — La connaissance de cette nouvelle propriété physique du fer a naturellement un peu modifié mes idées sur le rôle qu'il joue dans le sang.

Ainsi, pour que le fer puisse y dégager de l'atonicité, il faut naturellement que dans le sang veineux ce métal soit réduit à l'état de pureté métallique, ce qui ne me paraît pas impossible. Dans ce cas, le fer, en s'emparant de la zoïcité, ferait dominer l'atonicité dans le sang noir.

En s'oxydant de nouveau dans le sang artériel, le fer lui restituerait la zoïcité, qui serait alors en excès.

En vertu de cette hypothèse, le sang artériel devrait être zoïque, et le sang veineux atonique.

J'ai constaté que du peroxyde de fer, ajouté à une dissolution d'albumine du sang, n'en modifie pas les propriétés physiques : la dissolution reste zoïque, et du fer métallique en poudre, ajouté à une pareille dissolution, la rend fortement atonique, ce que je savais du reste déjà depuis cinq ans.

Il ne me restait plus qu'à porter mes investigations sur le sang lui-même.

A cet effet, je pris de la veine crurale d'un lapin une quantité suffisante de sang; j'y déposai le plus lestement possible une petite cuvette de papier ciré très-fin dans laquelle je mis quatre petits anneaux de platine, parfaitement neutralisé. Au bout d'une heure, je les plaçai sur des feuilles de Drosera, où ils ne tardèrent pas à accuser la présence d'un grand excès d'atonicité.

La contraction était de 00 pour a, de 0 pour b 20, de 4 pour c 1 et de 8 pour c 2.

Du sang pris de l'artère crurale du même lapin accusa un excès considérable de zoïcité.

La contraction était de 6 pour a, de 7 pour b 20, de 5 pour c 1 et de 3 pour c 2.

Bien que ces résultats fussent d'accord avec mon hypothèse, je ne pouvais pas admettre que la quantité si minime de fer contenue dans le sang pût être l'unique cause d'un effet aussi considérable. Je crois qu'elle peut y contribuer pour sa part, mais j'admets aujourd'hui que le sang, naturellement zoïque dans les artères, reçoit, en passant dans les veines, une forte quantité d'atonicité qui, comme je l'ai déjà prouvé, est un des produits de la combustion de tout hydrocarbure.

Pour étudier l'état physique du foie en même temps que celui du sang, j'abattis le lapin et je soumis son foie exactement au même essai. Le foie accusa les mêmes propriétés physiques que le sang veineux, ce qui d'ailleurs était à prévoir; cependant il était un peu moins atonique. Comme la rate du lapin est fort petite, je soumis ensuite au même essai la rate toute fraîche d'un veau, et je fus surpris d'y trouver un plus grand excès de zoïcité que dans le sang artériel.

Je crois, d'après les résultats que j'ai obtenus, qu'il doit se produire dans la rate plutôt des modifications que des combustions, car l'atonicité y est très-faible, plus faible que dans le sang artériel.

Il est vrai que j'ai été amené à comparer ici le degré de tension de la zoïcité du sang artériel d'un lapin avec son degré de tension dans la rate d'un veau, ce qui n'est pas tout à fait logique.

Mais il n'en subsiste pas moins un fait, à savoir que le sang artériel et la rate sont zoïques, tandis que le sang veineux et le foie sont atoniques.

VI.

DES PROPRIÉTÉS PHYSIQUES
DES PRINCIPES IMMÉDIATS ORGANIQUES

Couvrir de cire les granules d'albumine est une opération très-délicate et qui ne réussit pas toujours convenablement, car souvent la cire, en se figeant, se fendille. A travers les fentes ainsi produites, la glu des feuilles de Drosera peut atteindre et dissoudre les sels du sérum, qui agissent alors chimiquement sur la plante. J'essayai de tourner cette difficulté en soumettant ces granules à une chaleur suffisante pour rendre leur albumine insoluble et pouvoir ensuite, au moyen de lavages, leur enlever leurs matières solubles.

Je préparai de cette façon une dizaine de granules, et fus très-surpris de voir qu'ils n'étaient plus zoïsables; car, après avoir été mis en contact avec mes doigts, ils n'agissaient plus sur les cils des Drosera. J'en conclus que les propriétés zoïques du sérum ne sont pas dues à l'albumine, comme je l'avais cru jusqu'alors, mais à une substance soluble qu'il renferme.

Je sentis donc la nécessité d'examiner les propriétés physiques de chacun des corps qui entrent dans la composition du sérum.

A cet effet, je fis séjourner vingt grammes d'albumine de sang de bœuf, pendant sept heures, dans une étuve chauffée à 100° c.; puis je la traitai à l'eau froide, en répétant les lavages jusqu'à épuisement de toutes les matières solubles. Je fis ensuite sécher le coagulum d'albumine et concentrer par évaporation les eaux de lavages. Lorsque ces dernières se trouvèrent réduites à 100 grammes, c'est-à-dire à cinq fois le poids de l'albumine employée. il se forma à la surface du liquide une pellicule ayant beaucoup d'analogie avec la caséine. Je l'enlevai, et aussitôt il s'en forma une autre que j'enlevai de nouveau, et cela continua jusqu'à ce que le liquide se trouvât réduit à une dizaine de grammes. J'achevai alors d'évaporer jusqu'à siccité, et je vis cristalliser peu à peu les différents sels et principes immédiats du sérum. En les examinant sous le microscope, je remarquai surtout du chlorure de sodium et du chloro-sodate d'urée, et avec la lumière polarisée, je distinguai des cristaux de créatinine et d'autre cristaux difficiles à déterminer.

Ce mélange de sels et de principes organiques. complètement séché et englobé dans de la cire, absorbe et retient, par le contact avec les doigts, beaucoup de zoïcité, et agit fortement sur les cils des Drosera. tandis que l'albumine pure et la caséine du sang. lavées plusieurs fois à l'eau bouillante. puis séchées, ne produisent aucun effet sur eux.

Les matières solubles du sérum ne jouissent pas toutes des mêmes propriétés physiques. Ainsi l'urée peut retenir en même temps de la zoïcité et de l'atonicité. tandis que

l'acide urique a les mêmes propriétés que le fer métallique. Il absorbe de notables quantités de zoïcité et est
complètement réfractaire à l'atonicité. L'acide urique à
lui seul ne peut pas produire la contraction des cils des
Drosera. Le phosphate ammoniaco-magnésien a les
mêmes propriétés physiques que l'urée. Quant à la créatinine, je ne l'ai essayée qu'à l'état de chlorure double de
zinc et créatinine, et j'ai trouvé que, dans cet état, elle ne
peut pas être zoïsée.

Si l'albumine pure n'est pas zoïsable, elle est par contre
capable d'absorber des quantités prodigieuses d'atonicité.
On peut se faire une idée de cette puissance d'absorption
en tenant, pendant quelques minutes entre les doigts,
un petit morceau d'albumine coagulée, imparfaitement
lavée, renfermant par conséquent encore des traces de
matières zoïsables. Ce n'est qu'après une longue désatonisation dans la capsule de gomme laque qu'il devient
possible de faire réagir sur les feuilles de Drosera le peu
de zoïcité que les traces de matières zoïsables avaient
pu absorber au contact des doigts, pendant que l'albumine ne puisait à cette même source que de l'atonicité.

Lorsque, en 1867, je constatai par mes propres sensations qu'on annule complètement l'effet d'une pile
atonique en la mettant en communication avec une
certaine quantité de sérum desséché, je me trouvai en
présence d'un fait mystérieux qu'il m'était impossible
d'expliquer, car je n'aurais osé croire alors à un pouvoir
absorbant aussi énorme. Je considérais l'atonicité comme
un stimulant des forces vitales, et, en mettant des lapins
en contact avec de l'albumine du sang, j'avais l'intention
d'annuler cette stimulation, et je m'attendais à voir dépérir ces animaux à la suite d'un imparfait accomplisse-

ment des fonctions de la vie. Mon étonnement fut bien grand lorsque je vis se produire des effets tout à fait contraires à ceux que j'avais prévus. L'appétit de ces lapins était plus excité que jamais, et la sécrétion urinaire était stimulée à tel point, que ces animaux évacuaient en un jour six fois plus d'urine que dans leur état normal.

Je cherchai alors inutilement à me rendre compte de ces résultats en contradiction avec toutes mes prévisions. De toutes les hypothèses que j'établis, aucune ne put me fournir une explication satisfaisante, à laquelle je n'arrivai qu'à la suite de la découverte de la zoïcité et du grand pouvoir absorbant de l'albumine.

Par analogie avec ce qui se passe dans l'irritation des feuilles de Drosera, je crois qu'on peut admettre que, bien que la zoïcité ne puisse pas agir sur l'organisme sans le concours de l'atonicité, cette dernière joue cependant dans les phénomènes de la vie plutôt le rôle d'un agent modérateur que celui d'un agent excitateur. Je crois aussi pouvoir admettre, toujours par analogie avec ce qui a lieu dans les Drosera, que les organes sécréteurs de l'urine, ou plutôt les nerfs qui les régissent, sont dans un état physique légèrement atonique, état que le sang veineux peut entretenir et que l'irritation de ces nerfs, dont les ramifications sont si intimement liées avec les artères, est en rapport direct avec l'excès de zoïcité qui se trouve contenu dans le sang artériel.

Il en résulte que si l'on fait éprouver à un animal des pertes d'atonicité considérablement supérieures aux pertes normales, la zoïcité des artères doit dominer davantage et produire sur les nerfs qui régissent les sécrétions une plus forte irritation ou stimulation.

On pourrait admettre aussi que le sang veineux, en

perdant une grande partie de son excès d'atonicité, ne peut plus en fournir une quantité suffisante au nerf grand sympathique, pour permettre à celui-ci de modérer l'action irritante produite par la zoïcité qui provient des artères.

Il serait sans doute fort téméraire de ma part de vouloir trancher les questions relatives à ces phénomènes de la vie; mais les comparaisons que j'ai pu faire avec ce qui se passe dans des cas analogues chez les végétaux et les résultats des essais que j'ai faits directement sur le sang, plaident fortement en faveur de ma théorie.

Revenons aux propriétés physiques des corps organiques. Après avoir terminé mes recherches sur le sérum, j'entrepris sur le lait une étude analogue qui me fournit les mêmes résultats. Ainsi le lait, desséché et débarrassé du beurre qu'il contient, est très-zoïsable, tandis que la caséine isolée et purifiée à la manière de l'albumine n'a pas le pouvoir d'absorber et de retenir de la zoïcité. Cette faculté n'appartient donc qu'aux corps qui se trouvent en dissolution dans le petit-lait.

J'avais déjà trouvé précédemment que la laine, tant qu'elle est dans son état naturel, c'est-à-dire telle que le mouton la fournit, est très-zoïsable, et que des lavages répétés à l'eau de savon et de soude lui font perdre peu à peu cette propriété, à tel point que la laine blanchie n'est plus capable de retenir assez de zoïcité pour pouvoir agir sur les feuilles de Drosera.

Enfin, je fis une dernière expérience décisive. Je séchai à 100° c., dans une étuve, les muscles pectoraux d'un moineau, que je réduisis ensuite en poudre. La dessiccation leur avait fait perdre 71 °/₀ de leur poids. Je traitai ensuite la poudre ainsi obtenue par l'éther, pour lui enlever les matières grasses, puis je la repris vingt-quatre fois de suite à l'alcool bouillant, afin de séparer toutes les matières solubles dans ce liquide. Cette opération diminua le poids de la poudre sèche de 32 %. La moitié de cette matière animale, épuisée par l'alcool, perdit encore 4 1/2 % de son poids, après avoir été épuisée par des lavages à l'eau distillée. Ces matières, tant celles que j'avais traitées par l'alcool seul que celles que j'avais épuisées successivement par l'alcool et par l'eau, agglutinées avec de la cire et converties en granules, se comportèrent à l'égard des feuilles de Drosera comme l'albumine pure ou la caséine. Les matières solubles, concentrées et séchées, étaient les mêmes que celles qu'avait fournies le sérum, et avaient par conséquent les mêmes propriétés physiques.

Ce résultat était très-important en ce sens, que, dans cette dernière expérience, j'avais opéré en masse sur presque tous les éléments anatomiques réunis : veines, artères, sang, fibres musculaires, tissus, etc.

Les expériences que j'ai faites sur les graines, éléments zoïsables des végétaux, ont fourni des résultats analogues à ceux des expériences qui précèdent. Ainsi, j'ai constaté que le gluten a les mêmes propriétés physiques que la caséine, que la cellulose est aussi neutre que la cire, et que les propriétés zoïques des graines disparaissent par des lavages à l'eau.

On peut donc admettre en toute confiance que, dans le règne végétal et le règne animal, les matières zoïsables sont toutes solubles dans l'alcool et dans l'eau, et que les matières qui ne s'y dissolvent pas ne sont pas zoïsables, qu'elles sont toutes bonnes conductrices de l'atonicité, et que quelques-unes d'entre elles sont capables de retenir de grandes quantités de cet agent.

VII.

Action réciproque de l'atonicité et la zoïcité l'une sur l'autre

J'ai prouvé dans le chapitre traitant des propriétés du fer, que, lorsqu'un corps animal, préalablement neutralisé, est mis simultanément en communication avec une source d'atonicité et avec une source de zoïcité, ce corps animal absorbe de préférence la zoïcité, et que celle-ci lui enlève par déplacement une grande partie de l'atonicité qui s'y était déjà accumulée.

On peut conclure de ce fait, qu'en faisant agir une source d'atonicité sur un corps déjà zoïsé, son atonisation ne saurait s'effectuer sans une certaine résistance due à son état zoïque. C'est en effet ce qui ressort d'une expérience intéressante que j'ai faite sur les Drosera.

J'ai zoïsé, en le tenant entre mes doigts pendant deux minutes, un petit cylindre de corne de deux millimètres de diamètre et de trois millimètres de longueur; puis, saisissant ce petit cylindre avec une fine pince, j'ai appli-

qué pendant 45 secondes une de ses extrémités contre le
gâteau de cire quininée. Je l'ai couché ensuite sur la ligne
médiane d'une feuille de Drosera, de manière à ce que
l'extrémité atonisée se trouvât tournée vers le pédoncule.
Au bout de quelques heures, les cils de la feuille présentaient un aspect singulier ; ceux de l'extrémité supérieure
s'étaient rabattus sur le bout du cylindre, tandis que ceux
de l'extrémité inférieure, subissant l'influence d'un excès
d'atonicité, s'étaient rejetés en arrière plus que de coutume. Les cils intermédiaires étaient comme paralysés à
leur base, et leurs extrémités seules s'étaient recourbées ;
quelques-uns offraient même la forme d'un S. La feuille
était visiblement sous deux influences physiques différentes, s'exerçant l'une à la base, l'autre au sommet de
son limbe. L'atonicité n'avait envahi le cylindre de corne
que sur une longueur d'un millimètre pendant les 45 secondes qu'il avait été mis en contact avec la cire quininée.

J'ai répété cette expérience sur une Drosera à propriétés
inverses, c'est-à-dire légèrement zoïque. J'ai couché sur
l'une de ses feuilles un petit cylindre de corne que j'avais
d'abord zoïsé entre les doigts, puis suratonisé en le
couchant pendant cinq minutes sur le gâteau de cire
quininée, et que j'avais enfin appliqué pendant une
minute par une de ses extrémités contre la capsule de
gomme laque. Les cils de la feuille n'ont pas tardé à
prendre la même position que dans l'expérience précédente. L'extrémité du cylindre qui avait été en contact
avec la capsule de gomme laque avait très-rapidement
perdu son excès d'atonicité, et produisait sur les cils une
action contraire à celle déterminée par l'extrémité opposée
qui avait conservé ses propriétés atoniques.

Ces deux expériences fournissent la preuve évidente

qu'un corps zoïsé ne peut être envahi que fort lentement par l'atonicité, et que cette dernière abandonne ce corps avec une grande facilité dès qu'il est mis en contact avec un autre corps meilleur conducteur de cet agent.

Ces mêmes expériences, de même que toutes celles qui les précèdent, établissent en outre que la zoïcité et l'atonicité ne se sollicitent pas à la manière des électricités statiques de noms différents, mais que, tout à l'opposé, la réaction produite par leur mise en présence paraît plutôt être le résultat d'une sorte de répulsion. Lorsque l'atonicité domine dans un organe, elle paraît être mise en activité par l'action répulsive d'une moindre quantité de zoïcité; de même, quand c'est cette dernière qui domine, elle peut être à son tour stimulée par une moindre quantité d'atonicité. Il en résulte qu'il doit exister entre les quantités respectives de chacun de ces deux agents une certaine proportion à la faveur de laquelle ils produisent leur maximum d'effet. Toute autre proportion doit déterminer un effet moindre, de sorte qu'en augmentant progressivement la quantité relative de l'agent qui joue le rôle de stimulateur, on doit arriver peu à peu à une action nulle. C'est ce qu'on observe effectivement chaque fois qu'on fait agir sur des feuilles de Drosera une série de granules zoïsés auxquels on a communiqué des quantités d'atonicité de plus en plus fortes. Chacun des deux agents peut donc, suivant la proportion dans laquelle il se trouve relativement à l'autre, jouer tantôt le rôle de stimulateur, tantôt celui de modérateur. Enfin il peut arriver à dominer, et passe alors du rôle d'agent stimulateur à celui d'agent actif stimulé.

Il ne faut pas oublier cependant que, bien que ces deux agents exercent l'un sur l'autre une réaction mutuelle tellement identique dans son mode qu'ils peuvent se neutraliser réciproquement, ils diffèrent néanmoins par leur tension et leurs affinités distinctes. L'atonicité se propage avec beaucoup plus de facilité que la zoïcité, mais celle-ci à son tour possède une plus grande affinité pour les corps qu'elle envahit; elle y devient plus aisément prédominante, s'y maintient avec plus de persistance, et y déplace même l'atonicité.

C'est sur ces principes de stimulation, de neutralisation et d'affinité(*) que seront évidemment basées toutes les applications qu'on pourra faire de ces deux agents physiques dans l'art de guérir.

En 1869, j'avais constaté par mes propres sensations que la combustion des hydrocarbures est toujours accompagnée d'un fort dégagement d'atonicité. Bien que diverses expériences m'eussent confirmé ce fait, je voulais néanmoins le contrôler au moyen des Drosera.

Je plongeai six fils de platine dans le verre d'une lampe modérateur à huile, et lorsque leur extrémité inférieure eut atteint le sommet de la flamme, je recourbai à angle droit leur extrémité supérieure qui dépassait le verre. Je fixai au bout de tous ces fils réunis un fort cordon de soie d'un mètre de longueur; ce cordon pendait verticalement à quelque distance de la lampe et allait étaler sa partie inférieure dans une assiette en faïence. Je couchai sur cette partie du cordon de petits cubes de corne préalablement zoïsés entre les doigts; puis, de dix minutes en dix minutes, je repris trois de ces cubes et les plaçai sur des

_____

(*) Je suis obligé d'employer ici le terme *affinité* dans un sens nouveau, faute d'un mot qui puisse me servir à exprimer que les propriétés zoïques des corps sont plus facilement communicables et plus tenaces que leurs propriétés atoniques.

feuilles de Drosera. Tous ces cubes, même ceux qui avaient été couchés pendant une heure sur le cordon de soie, non-seulement accusaient un excès de zoïcité, mais celle-ci paraissait encore y exister en trop grande abondance pour qu'il fût possible d'attribuer sa présence à la seule action de mes doigts sur la corne. Il y avait eu évidemment accumulation de zoïcité et déplacement d'atonicité, car celle-ci se trouvait en quantité considérable dans le cordon de soie; je l'avais très-nettement perçue avant de commencer l'expérience sur les cubes de corne, et j'éprouvais encore les effets de sa présence chaque fois que je saisissais l'extrémité du cordon.

D'où était venue cette augmentation de zoïcité ? Cet agent ne pouvait être fourni par la combustion; car, si la combustion était une source de zoïcité, cette dernière existerait partout où il y a production de ce phénomène, et les plantes, qui sont des foyers de combustion, ne seraient pas obligées de la demander aux insectes. Je supposai que le surcroît de zoïcité que je venais d'observer avait pu être fourni par le platine et la soie. Pour m'en assurer, je fis des nœuds lâches au cordon de soie, les premiers près de l'endroit où le cordon était attaché aux fils de platine, et les derniers à l'extrémité étalée dans l'assiette. Je plaçai dans chacun de ces nœuds un cube de corne zoïsé et laissai fonctionner la lampe pendant une heure. Alors, après avoir couché tous les cubes sur des feuilles de Drosera (à l'état *a*, *b* et *c*, comme d'habitude), je constatai que la zoïcité avait diminué dans les cubes qui correspondaient au haut du cordon et qu'elle avait au contraire augmenté dans les cubes qui avaient été placés dans les nœuds du bas. Je ne pouvais plus en douter : la zoïcité qui, dans ces expériences, s'était accumulée dans la corne, provenait du platine et du cordon de soie, et se trouvait entraînée par le courant d'atonicité qui traversait ces corps ; car la zoïcité se raréfiait de plus en plus dans la partie supérieure du cordon, tandis qu'elle s'accumulait au contraire graduellement dans sa partie inférieure.

On peut conclure de cette expérience qu'un courant d'atonicité entraîne la zoïcité qu'il rencontre sur son passage. Cette propriété de l'atonicité peut se constater encore par l'expérience suivante qui est très-concluante. On neutralise une feuille de platine, en la soumettant plusieurs fois successivement à une forte chaleur suivie de refroidissement ; on la zoïse à l'une de ses extrémités en la tenant pendant quelque temps entre les doigts, puis on pose cette feuille de platine sur une plaque de terre cuite. Des cubes de corne neutres, qu'on couche sur la partie non zoïsée de la feuille de platine, conservent toute leur neutralité pendant plusieurs heures ; mais dès qu'on dépose sur la partie zoïsée de cette feuille un petit paquet de sulfate de quinine, l'atonicité, qui commence à se répandre immédiatement par toute la feuille de platine, entraîne la zoïcité et la transmet en peu de temps aux cubes de corne.

Outre la question de déplacement et d'entraînement d'un agent par un autre, il y a encore la question d'affinité. Ainsi, un corps peut avoir plus ou moins d'affinité, soit pour l'atonicité, soit pour la zoïcité. J'en citerai un curieux exemple qui donnera une idée de l'importance des nombreuses recherches qui restent à tenter dans cette direction.

Quand on zoïse entre les doigts, et séparément, des anneaux de platine et des cubes de corne, les uns et les autres exercent exactement la même action sur les cils des Drosera. Mais si, avant de les déposer sur les feuilles, on met pendant vingt minutes le platine et la corne zoïsés en contact l'un avec l'autre, il s'établit entre eux un échange, à la suite duquel la corne, soumise à l'épreuve de la Drosera, accuse un fort excès d'atonicité, tandis que le platine se montre privé de cet agent et n'indique plus que la présence de la zoïcité. L'atonicité, ayant moins d'affinité pour le platine, a quitté ce dernier pour passer dans la corne.

VIII.

DES RAPPORTS DES DEUX NOUVEAUX AGENTS PHYSIQUES AVEC L'ÉLECTRICITÉ, ET DE QUELQUES APPLICATIONS QUI EN DÉCOULENT.

J'avais déjà constaté en 1868 qu'un élément de Bunsen en activité dégage dé l'atonicité que je recueillais sur le zinc, le charbon et sur toute la longueur du conducteur du circuit électrique. Je considérais alors l'atonicité comme une manifestation particulière de l'électricité dynamique, de laquelle elle me semblait inséparable. Mais la découverte des belles propriétés des Drosera m'a permis depuis de pousser plus loin mes investigations sur les effets atoniques produits par les appareils électriques, et, dès mes premières expériences, je constatai que le dégagement d'atonicité auquel donne lieu le fonctionnement d'un élément de Bunsen est constamment accompagné du départ d'une quantité appréciable de zoïcité. En effet, des anneaux de platine neutres, couchés sur le zinc et sur le charbon de la pile, ainsi que sur la

soie servant à isoler le fil·conducteur du circuit, recevaient et retenaient assez de zoïcité dans l'espace d'une
heure pour être à même d'exercer une action très-sensible
sur les feuilles de Drosera. On ne saurait en conclure que
la zoïcité accompagne toujours l'électricité dynamique et
soit une simple manifestation de cette dernière, car dans
ce cas, l'électricité dynamique, qui joue certainement un
rôle important dans les fonctions vitales, fournirait la
zoïcité en abondance à tout le règne organique; or, nous
avons vu que cet agent fait entièrement défaut dans les
végétaux. J'admets donc que le courant électrique entraîne
simplement la zoïcité et l'atonicité, et que ces deux agents
se dégagent du zinc au fur et à mesure de leur mise en
liberté résultant de la dissolution du métal; et, en effet,
le zinc possède la faculté d'absorber et de retenir une
certaine quantité d'atonicité et de zoïcité dont il est aisé
de constater la présence à l'aide des Drosera. Il est donc
probable que la zoïcité et l'atonicité n'ont d'autre rapport
direct avec l'électricité dynamique que la faculté d'être
entraînées par cette dernière avec une grande facilité, et
que leur dégagement, produit par un élément de Bunsen
en activité, est un phénomène analogue à celui qui
accompagne la combustion des hydrocarbures.

L'électricité statique paraît avoir des rapports plus
intimes avec la zoïcité et l'atonicité. Ainsi, lorsqu'on
frotte le verre avec un tampon saupoudré d'or mussif, on
produit de l'électricité statique positive en grande abondance. Or, le verre est un corps zoïque, complètement
réfractaire à l'atonicité, et l'or mussif dégage spontanément cet agent. En frottant du caoutchouc durci ou
de la gomme laque avec une peau de chat, on détermine
une abondante production d'électricité statique négative.

Dans ce deuxième cas, le corps frotté est un absorbant d'atonicité absolument réfractaire à la zoïcité, et le corps frottant renferme toujours ce dernier agent en excès. Quand, pour produire de l'électricité positive, on essaie de remplacer l'or mussif par le sulfate de quinine, dès la première friction ce sel s'attache au verre avec une telle force que, pour l'en détacher mécaniquement, il faut faire usage d'un instrument d'acier tranchant. Je ne puis attribuer cette adhérence remarquable qu'à un phénomène électrique.

Enfin, l'atonicité paraît favoriser singulièrement la production de l'électricité statique positive. J'ai cherché à savoir si la zoïcité exerce également une influence sur l'intensité de cette production, et j'ai entrepris à cet effet l'expérience suivante.

Je partageai en deux moitiés d'égale longueur une baguette de verre de soixante centimètres de longueur et de six millimètres de diamètre, de manière à obtenir deux baguettes parfaitement semblables sous tous les rapports. Pour leur enlever la zoïcité qu'elles pouvaient renfermer, je les chauffai fortement en les passant lentement sur toute leur longueur à travers la région la plus chaude de la flamme d'une lampe à alcool. Durant cette opération, l'atonicité fournie par la combustion entraîne une partie de la zoïcité renfermée dans le verre ; une autre partie de cette dernière est entraînée à son tour par la chaleur rayonnante que dégage le verre en se refroidissant. Je répétai cette opération quatorze fois, en abandonnant chaque fois au refroidissement les deux baguettes que je couchais à cet effet sur deux supports en faïence, en ayant soin de ne les saisir qu'avec un linge bien net plié en seize. Cela fait, et les baguettes se trouvant complètement refroidies, je pris l'une d'elles dans mes mains, avec lesquelles je la maintins en contact intime pendant une heure ; puis, l'ayant essuyée avec soin, je la replaçai sur le support, afin de la laisser revenir à la température ambiante. Au bout de deux heures de repos, quand je supposai que la température des deux baguettes était redevenue la même, je saisis avec un mouchoir de fil plié en quatre, par l'une de ses extrémités, la baguette neutralisée et la fis glisser rapidement trois fois de suite entre deux tampons de batiste renfermant à l'intérieur un peu de sulfate de quinine et saupoudrés extérieurement d'or mussif. Après ces trois frictions, la baguette neutre se trouva fortement électrisée ; elle attirait des corps légers à une distance que je notai. Je fis immédiatement après la même expérience avec la baguette zoïsée, et constatai que son état électrique était incomparablement moins prononcé que celui de la première. Ayant soumis les deux baguettes une deuxième, puis une troisième fois, au même mode d'électrisation, je retrouvai la même différence de tension entre leurs électricités respectives. Cependant il me parut à la troisième fois que l'électricité de la baguette zoïsée avait un peu gagné en intensité. En continuant les électrisations, je constatai effectivement qu'après chacune d'elles la différence qui existait primitivement entre l'intensité des électricités des deux baguettes diminuait progressivement, au point qu'à la septième expérience cette différence était devenue à peu près nulle. Sachant que l'électricité dynamique entraîne les deux nouveaux agents physiques, je supposai que l'électricité statique devait sans doute jouir d'une propriété analogue, et qu'à chaque nouvelle production d'électricité statique positive, celle-ci enlevait par son départ une partie de la zoïcité du verre, de sorte que la baguette se trouvait neutralisée après la septième électrisation. Je pensai également que si l'électricité peut entraîner la zoïcité, celle-ci, de son côté, pourrait bien jouir de la faculté d'attirer la première dans le verre, qui, dans ce cas, cesserait d'être mauvais conducteur de l'électricité. Si cette hypothèse se vérifiait, il faudrait attribuer la tension inférieure de l'électricité développée sur le verre zoïsé, non pas à une production moindre, mais bien à une déperdition favorisée par la conductibilité que présente le verre à l'état zoïque.

Je recommençai donc mon expérience, en ayant soin, avant de soumettre au frottement la baguette zoïsée, de l'isoler en enduisant de cire à cacheter le bout que je devais tenir en main pendant que j'opérais. Cette fois-ci je ne pus constater aucune différence de tension électrique entre les deux baguettes, ce qui m'autorise à admettre que le verre zoïsé est sensiblement conducteur de l'électricité statique.

Je dois mentionner ici un moyen très-pratique que j'ai trouvé, pour arriver à mesurer l'épaisseur de la zone électrique qui entoure un corps électrisé. Ce moyen peut s'appliquer d'une manière particulièrement favorable aux essais faits sur des baguettes de verre et par un temps très-sec. Voici en quoi il consiste.

L'expérimentateur doit opérer de nuit et avoir sur sa table une lampe dont la mèche est raccourcie de manière à ne fournir que la clarté strictement nécessaire pour permettre d'apprécier ce que l'on fait. On tient la baguette électrisée de la main droite, et l'on saisit brusquement de la main gauche l'extrémité d'un petit tube de Geissler, à verre très-mince. Sans perdre de temps, on croise le

6

tube avec la baguette, en laissant une certaine distance entre l'un et l'autre. Cette opération doit se faire dans l'ombre projetée par la table ou par l'abat-jour de la lampe. On approche alors avec précaution le tube de Geissler de la baguette de verre, jusqu'à ce qu'on voie briller dans le tube un éclair fugitif. L'apparition de cet éclair indique que l'on vient de pénétrer dans la zone électrique. L'électricité négative du tube, obéissant à l'influence de la zone positive, vient se réunir au point d'intersection de cette zone et du tube, et comme, pour se transporter en ce point, elle est obligée de se mettre en mouvement, pendant toute la durée de ce mouvement de déplacement il y a production de lumière. Dès que l'on fait sortir le tube de la zone électrique, on voit apparaître un nouvel éclair. L'électricité négative n'étant plus sollicitée par l'électricité positive, va se répartir dans le tube, d'où mouvement électrique et par conséquent nouvelle production du phénomène lumineux. En hiver, par un temps très-sec, on peut produire de la sorte jusqu'à dix éclairs successifs, en rentrant plusieurs fois de suite avec le tube dans la zone électrique et en en ressortant aussitôt. Si, au lieu de soustraire le tube de Geissler à l'influence de l'électricité par un simple éloignement, on le maintient dans la zone électrique, en lui imprimant de temps en temps un mouvement dans le sens de son axe, on remarque que le moindre déplacement dans cette direction est accompagné d'une production de lumière qui cesse dès que le mouvement est suspendu. C'est que, dans ce cas encore, l'électricité négative du tube, retenue en place par l'influence de l'électricité positive de la baguette, et ne pouvant par conséquent suivre le tube dans son mouvement, subit

un déplacement relatif, auquel il faut attribuer le phénomène lumineux.

Revenons à l'atonicité et à la zoïcité.

A la suite des expériences relatées plus haut, je me
demandai s'il ne serait pas possible de tirer un parti utile
de la propriété qu'ont ces deux agents de se laisser
entraîner par l'électricité.

L'atonicité et la zoïcité, grâce à leur faible tension, n'en-
vahissent les corps qu'avec lenteur, ce qui oppose un
obstacle sérieux à leur rapide accumulation en quantité
considérable sur un point donné. Préoccupé des moyens
de surmonter cette difficulté, je pensai qu'en entraînant
ces agents par l'électricité, on les ferait participer de la
tension de cette dernière, qu'on pourrait de plus les
transporter en peu de temps à de plus grandes distances,
les accumuler rapidement dans un corps donné, et peut-
être même augmenter leur énergie en proportion de leur
vitesse.

Une expérience que j'instituai immédiatement confir-
ma pleinement ces idées. Je garnis l'intérieur des verres
de deux lampes modérateurs avec une spirale de fil de
platine, en ayant soin de les laisser dépasser d'une bonne
longueur au haut et dans le bas des verres où j'avais
ménagé une petite ouverture. Ayant allumé les lampes,
j'accouplai leurs deux spirales, en réunissant le fil supérieur de l'un des verres avec le fil inférieur de l'autre.
Après avoir constaté un fort dégagement d'atonicité aux
deux extrémités libres des fils de platine, je mis l'un de
ces fils en communication avec le pôle positif d'un petit
élément de Bunsen et je saisis l'autre fil de la main
gauche ; ma main droite était en communication avec le
pôle négatif de la pile. Le courant électrique était faible,

étant produit par une surface de zinc de vingt-un centimètres carrés et une dissolution aqueuse de 10 % de
bichromate de potasse et de 20 % d'acide sulfurique. Mais
quand ce courant traversait les spirales de platine des
deux lampes, il entraînait des quantités prodigieuses
d'atonicité qui envahissaient mon corps en quelques
minutes.

Cette expérience, répétée et variée de diverses manières,
m'a fourni les résultats les plus constants. Je cherchai
alors à obtenir des effets plus énergiques, en puisant
l'atonicité à d'autres sources, et surtout en allongeant le
circuit électrique pour agrandir autant que possible les
surfaces.

A cet effet, je disposai dans un bocal de verre une
bobine un peu lâche de deux cent cinquante mètres de
fil de cuivre isolé par de la soie ; je remplis le bocal avec
un litre d'éther sulfurique (l'éther sulfurique dégage
beaucoup d'atonicité), je le fermai hermétiquement,
après avoir eu soin de faire passer par le bouchon une
longueur d'un mètre de chaque extrémité du fil de cuivre,
et, comme dans l'expérience précédente, faisant usage de
la même pile, je fixai au pôle positif un des bouts du fil,
puis je saisis l'autre bout de la main gauche, pendant que
ma main droite communiquait avec le pôle négatif de la
pile. Je constatai dans cette expérience que, malgré le
grand déploiement du circuit électrique, je ne recevais
pas plus d'atonicité que celle que fournit une pile par un
fil de cuivre qui ne traverse aucune source atonique.
L'atonicité de l'éther n'était donc entraînée qu'en très-
faible quantité. Je ne pouvais attribuer ce résultat qu'à
la propriété que possède le cuivre d'être très-mauvais
conducteur de l'atonicité.

Pour m'assurer de la justesse de cette supposition, je répétai cette dernière expérience, en remplaçant le fil de cuivre par un fil de platine isolé, et avec quatre mètres de ce fil, submergés dans deux décilitres d'éther, j'obtins des quantités d'atonicité énormes comparativement à celles fournies par le fil de cuivre.

Après avoir soumis cette question à une étude attentive, je demeurai convaincu que l'électricité entraîne bien l'atonicité à travers les métaux non conducteurs de cet agent, mais que cet entraînement est limité à de faibles quantités, tandis que, pour obtenir de forts courants électro-atoniques, il est indispensable de choisir comme conducteur un métal à la fois bon conducteur de l'électricité et de l'atonicité, le platine, par exemple.

Je venais de faire une découverte précieuse pour la suite de mes études physiologiques; car elle me permettait d'intercepter en un point donné du parcours d'un circuit électrique de fortes quantités d'atonicité entraînée, en construisant le circuit en fil de platine et en intercalant dans ce circuit, du côté du pôle négatif, quelques décimètres de fil de fer. De cette manière, la translation de l'électricité n'est pas retardée, tandis que l'atonicité, arrêtée en grande partie par l'obstacle que lui oppose le fer, s'accumule à tel point dans le fil de platine, que, si un corps capable d'atonisation est mis en contact avec ce dernier fil, l'atonicité envahit rapidement ce corps et s'y condense en quelque sorte.

Cette heureuse application des propriétés de conductibilité du platine et du fer permet de saturer d'atonicité un être vivant, et d'observer l'effet produit par cette saturation sur les fonctions vitales, sans avoir à se préoccuper de l'objection, que les effets produits pourraient bien être dus en partie, ou même en totalité, à l'action du courant électrique.

Je m'étais demandé depuis longtemps si, au contraire, les effets utiles obtenus en médecine à l'aide de courants simples d'électricité dynamique n'étaient pas dus à l'atonicité toujours entraînée plutôt qu'à l'électricité elle-même. Je me trouvais maintenant dans d'excellentes conditions pour résoudre ce problème.

Pour soumettre à une épreuve consciencieuse le nouveau moyen de recueillir de grandes quantités d'atonicité, en interceptant le passage de cet agent en un point donné d'un circuit électrique, et en l'obligeant ainsi à déborder et à se jeter dans un corps conducteur qu'on lui présenterait en ce point, j'instituai les expériences les plus variées.

J'opérai d'abord avec quatre lampes munies de spirales de fil de platine accouplées entre elles ; mais je renonçai bientôt à ce procédé compliqué et embarrassant, et je me créai des sources puissantes d'atonicité en introduisant dans des bocaux de verre quelques mètres de fils de platine isolés et contournés en spirale, dont je laissais dépasser les deux extrémités, et en remplissant ces bocaux soit d'éther sulfurique, soit de chloroforme, soit enfin d'une solution aqueuse de bisulfate de quinine au 5 %. Je faisais passer le circuit électrique tantôt par l'un ou l'autre de ces bocaux, tantôt par tous les récipients accouplés. Je me servais toujours de la même petite pile qui avait fonctionné dans les expériences précédentes et dont je maintenais le circuit fermé. Le conducteur de ce circuit était tout entier en platine, à l'exception des garnitures de la pile qui étaient en laiton, substance bonne conductrice de l'atonicité. Une boussole m'indiquait le moment où le courant électrique se trouvait bien établi; j'attachais alors au fil de platine, tout près du pôle négatif (zinc) de la pile, six cordons de soie brute de trois millimètres d'épaisseur et soixante-quatre centimètres de longueur, et chaque fois que je répétais cette expérience, je constatais qu'une quantité très-médiocre d'atonicité se dégageait par l'extrémité libre des cordons de soie. Cela devait être, aucun motif n'obligeant l'atonicité à se séparer de l'électricité, si ce n'est peut-être une légère différence de conductibilité entre le platine et les garnitures de laiton.

Mais dès que j'interposais quelques décimètres de fil de fer entre le point d'attache de la soie et le pôle négatif de la pile, les cordons de soie émettaient une quantité prodigieuse d'atonicité. Le fait était donc bien acquis : l'interposition dans un courant électro-atonique d'un corps bon conducteur de l'électricité et fort mauvais conducteur de l'atonicité joue vis-à-vis de cette dernière le rôle d'un barrage dans une rivière à fort courant; il se produit un débordement, le courant sort de son lit primitif et prend un autre chemin.

Dans ces dernières expériences, le débordement de l'atonicité est tellement considérable, que, lorsqu'on fait passer un courant électrique dans un fil de platine de quatre mètres de longueur seulement, immergé dans deux cents grammes de chloroforme, et qu'on place les six cordons de soie dans la main d'une personne isolée sur une plaque de tôle de fer, au bout de deux minutes cette personne communique déjà par tous les points de son corps de l'atonicité à tous les objets que l'on met en contact avec elle, pourvu toutefois que ces objets soient atonisables. Au bout de cinq ou dix minutes, cette même personne peut transmettre plus d'atonicité que n'en avait jamais fourni la meilleure de mes piles atoniques, de sorte qu'un malade, atteint de la fièvre intermittente, sera guéri, j'en ai la ferme conviction, rien qu'en donnant la main, pendant vingt minutes seulement, à une personne ainsi inondée d'atonicité.

J'ai fait voir dans le chapitre précédent que lorsque l'atonicité traverse un corps zoïsé, elle entraîne toujours plus ou moins de zoïcité. Il résulte de ce fait que lorsqu'une personne très-fortement atonisée se met en contact direct avec une personne à l'état normal, une certaine quantité de zoïcité passe de la première dans la seconde. Si les deux sujets, au lieu de communiquer directement, se mettent en rapport à l'aide d'un corps très-mauvais conducteur de la zoïcité et très-bon conducteur de l'atonicité, le coton, par exemple, un fort courant de ce dernier agent, traversant la personne isolée sur le fer, se dirige vers l'issue qui lui est offerte par le corps bon conducteur, entraînant avec elle une certaine quantité de zoïcité qui, ne pouvant pas traverser le conducteur, s'accumule à la périphérie du premier sujet, à l'endroit même où le contact a lieu.

Il se produit peut-être quelque chose d'analogue dans les phénomènes de la vie chez les animaux. L'atonicité et la zoïcité pourraient bien être retenues et accumulées, séparément ou ensemble, dans les centres nerveux par l'intermède des diaphragmes qui les entourent, et qui, étant tous bons conducteurs de l'électricité, seraient mauvais conducteurs, les uns de la zoïcité, les autres de l'atonicité, et d'autres enfin de l'un et de l'autre de ces deux agents.

IX.

Infusions, marais et tourbières

De tout temps les botanistes qui se sont occupés de physiologie végétale ont cherché à découvrir quelles fonctions incombent aux nectaires dans les fleurs des végétaux. Ch. Linné et les botanistes du XVIIIᵉ siècle les considéraient comme des organes accessoires sécréteurs. En 1793, C. K. Sprengel publia à Berlin un ouvrage fort intéressant, dans lequel il cherche à établir que les nectaires sont nécessaires à la fécondation des plantes. D'après ce naturaliste, les sucs que sécrètent ces organes doivent attirer les insectes, les forcer, pour ainsi dire, par leur contact avec les anthères, à disperser le pollen, à s'en couvrir eux-mêmes, et à le porter ensuite sur les stigmates des fleurs femelles de même espèce, en allant butiner sur celles-ci. Il admet même un mode de fécondation analogue pour les fleurs hermaphrodites.

Les observations de Sprengel ont été contrôlées depuis par beaucoup de naturalistes, et les déductions qu'il en a tirées sont généralement admises aujourd'hui.

Le secours des insectes est d'une nécessité absolue pour la fécondation d'un grand nombre de plantes. On a tant écrit sur ce sujet, et on a fourni tant de preuves à l'appui, que, pour ne pas être obligé de répéter des faits généralement connus, je me bornerai ici à citer une seule de mes observations ayant rapport à ce qui précède.

Dans une localité où la Lychnis dioica est rare, j'eus l'occasion de découvrir, au milieu d'une grande pelouse, un pied femelle, et au Nord-Est de la pelouse, à une assez grande distance, un unique pied mâle de cette plante. Dans cette localité, le vent du Nord-Est ne souffle jamais en été et rarement en hiver, et pourtant durant quatre années consécutives le pied femelle mûrit des graines parfaitement fécondées. Cette fécondation n'a donc pu se faire qu'à l'aide des insectes qui ont dû transporter le pollen du pied mâle sur le stigmate du pied femelle.

Les expériences que j'ai faites sur les Drosera prouvent que ces plantes saisissent et retiennent les insectes dans le but de leur enlever de la zoïcité, et mes études sur les Parnassia feront voir que la zoïcité a la plus grande influence sur la fécondation chez les végétaux. Je crois donc pouvoir admettre que les insectes ont une seconde mission à remplir auprès des plantes, celle de provoquer leur fécondation en leur cédant une partie de leur zoïcité.

Comme les plantes ont en outre la faculté de s'emparer de la zoïcité par leurs racines, au point de saturer toutes leurs parties constituantes de cet agent physique, il devient évident que tous les êtres du règne animal qui vivent dans la terre (insectes, vers, infusoires, etc.) peuvent exercer sur les plantes la même action que les insectes ailés qui fréquentent les fleurs.

Il est donc important, lorsqu'on étudie l'action de la zoïcité et de l'atonicité sur le règne végétal, de ne pas perdre de vue que le terrain habité par les plantes peut modifier plus ou moins cette action. suivant que la faune en est plus ou moins riche; or, ce sont surtout les terrains humides qui sont très-riches en infusoires.

En envisageant sous cet aspect la question physique de la physiologie végétale, on est frappé par un fait très-curieux : c'est que les plantes les plus richement organisées, soit pour attirer, soit pour retenir les insectes, habitent précisément des milieux dans lesquels l'existence des infusoires est impossible. Je citerai les Orchidées épiphytes, qui ne vivent que sur le bois pourri lavé par les eaux de pluie, et les Drosera, qui ne viennent que dans des tourbières arrosées par une eau très-vive.

Or, les infusoires font défaut dans ces deux stations, comme je vais le prouver en examinant les infusions à infusoires et les tourbières au point de vue physique et chimique.

Infusions à infusoires.

Lorsqu'on fait une infusion de matières organiques dans l'eau, on voit apparaître au bout de quelques jours des myriades d'êtres vivants microscopiques doués de la faculté de se mouvoir.

De grandes discussions se sont élevées depuis quelques années sur la question de savoir si ces petits êtres sont le produit d'une génération spontanée, ou s'ils sont dus au développement de germes préexistants dans les matières que contient l'infusion. Ce n'est pas ici la place de traiter cette question toute brûlante encore. Contentons-nous de dire qu'il résulte des nombreuses recherches auxquelles ces controverses ont donné lieu que la production ou le développement d'infusoires ne saurait se faire sans la présence de principes immédiats quaternaires. C'est surtout le cas pour les infusoires proprement dits, dont le type est représenté par le colpode.

Ces êtres, comme du reste tous les animaux, ne peuvent s'assimiler que des principes immédiats, et il est absolument nécessaire que parmi ces principes immédiats il existe des substances quaternaires, c'est-à-dire renfermant de l'azote. Sans ce dernier corps, toute vie animale est impossible.

Des nombreuses études que j'ai faites sur les infusoires je ne citerai qu'une seule, que je choisis de préférence parce qu'elle donnera, dès le début, une idée exacte de l'état physique du milieu dans lequel se trouvent les racines des Orchidées épiphytes dont j'ai fait mention plus haut.

En 1868, je choisis sur un Cytise une branche morte qui avait été exposée aux pluies de plusieurs étés et aux gelées de plusieurs hivers consécutifs. Elle avait fini par contracter une couleur beurre frais, était devenue légère comme du liége, et assez friable pour pouvoir être pulvérisée entre les doigts. Après avoir enlevé l'écorce et la moelle, je réduisis le bois en poudre et j'en· mis un gramme dans un litre d'eau distillée. Au bout de trois mois la poudre infusée était encore dans le même état que le premier jour, et, durant tout ce temps, il ne s'était manifesté dans l'infusion aucune trace appréciable de vie. J'y ajoutai alors un épi de Setaria verticillata, que j'avais préalablement un peu écrasé dans un mortier. Au bout de trente-six heures je pus déjà distinguer dans l'infusion des milliers de bactéries, et le troisième jour les vibrions s'y montrèrent en telle abondance que l'eau en avait perdu sa limpidité.(*)

(*) J'ai pu constater depuis qu'une infusion. qui est dans la période des vibrions, est presque aussi zoïsée qu'un animal vertébré. En effet. si on fait flotter sur une pareille infusion une

L'abondance de vibrions produite par l'addition de l'épi de Setaria ne tarda pas à diminuer assez rapidement à mesure qu'apparaissaient des monades et des colpodes. Le septième jour, ces derniers étaient en grande majorité. Enfin, le quinzième jour je pus distinguer quelques légères touffes de protococcus et d'autres petites algues d'un très-beau vert. En même temps apparurent des vorticelles, des oxytriches et une dizaine d'autres espèces d'infusoires analogues. Les monades avaient disparu et les colpodes étaient devenus rares. Enfin, six semaines après l'apparition des premiers vibrions, l'infusion était remplie d'une splendide végétation d'algues d'eau douce, au milieu de laquelle se montraient en abondance le Rotifer vulgaris, ainsi que différentes autres espèces d'infusoires qui habitent de préférence l'eau des étangs.

Ce fut l'apogée de la vie dans l'infusion.

A partir de ce moment, le nombre des êtres organisés diminua de jour en jour, et au bout d'un an toute vie active y avait disparu. On n'y distinguait plus que des matières poudreuses, membraneuses et filamenteuses, ainsi que des groupes de protococcus parfaitement conservés, sauf la couleur qui était d'une teinte olivâtre-clair.

Mes recherches en étaient restées là depuis plus de deux ans, lorsque je fis la découverte de l'existence de la zoïcité.

Je reportai alors mon attention sur cette infusion,

petite capsule de platine qui renferme des anneaux de même métal, mais neutres, et si après les y avoir laissés une heure, on les place sur des feuilles de Drosera, il se produit une rapide contraction de leurs cils.

vieille de plus de deux ans. La belle conservation de toutes les formes des protococcus m'amena à supposer qu'il n'y avait pas eu pour ces plantes mort réelle suivie de décomposition, et que la vie pouvait encore s'y trouver à l'état latent, comme cela a lieu dans les spores et les graines des végétaux et dans les œufs des animaux. J'essayai en conséquence de stimuler les organismes que pouvait renfermer l'infusion, en introduisant dans cette dernière de l'albumine zoïsée que j'avais renfermée dans un tube de verre dont le fond était traversé par un fil de platine. Durant six mois il ne se manifesta aucun changement dans l'infusion, ce qui me fit penser que toute vie active y avait disparu par suite de l'absence de principes assimilables. Mais bien que ces derniers eussent été absorbés et modifiés, il me parut qu'ils pouvaient bien se trouver encore concentrés dans les germes. Voici le raisonnement qui m'amena à admettre la probabilité de ce fait.

Dans une infusion à vitalité active, les infusoires et les algues doivent produire journellement des millions de germes et de spores qui, couvrant le fond du vase, ne doivent servir qu'en partie de nourriture aux infusoires. Une fois que tous les principes assimilables ont été absorbés par les organismes, tant végétaux qu'animaux, les germes non détruits ne peuvent plus se développer; une partie des infusoires meurent alors et servent de nourriture aux survivants qui continuent à produire des germes. De cette façon la mortalité n'est compensée que par la production des germes qui ne peuvent plus se développer, et il doit arriver un moment où toute la vie active de l'infusion a passé à l'état de vie latente.

S'il en est ainsi, me dis-je, la vie active doit reparaître

dans l'infusion dès qu'on y introduit des principes nu-
tritifs nécessaires au développement des germes.

Pour vérifier l'exactitude de mon hypothèse, je résolus
d'essayer de remettre l'infusion en activité au moyen
de différentes additions.

Je commençai par y ajouter un décigramme d'acétate
d'ammoniaque et 8 centigrammes d'urée, c'est-à-dire des
corps contenant les éléments constitutifs des végétaux et
des animaux : hydrogène, oxygène, carbone et azote.
Au bout de trois jours, je vis apparaître de petits êtres
ayant trois dixmillièmes de millimètre de dimension.
Ils étaient de forme ronde, et leurs mouvements vacil-
lants me les firent prendre pour des bacteries. Durant
trente-six jours ces êtres restèrent dans le même état de
petitesse et ne multiplièrent pas sensiblement. Dans les
protococcus il ne s'était pas produit pendant ce temps le
moindre changement.

J'ajoutai à la solution 5 centigrammes de phosphate
de soude et d'ammoniaque. Les mouvements plus accé-
lérés des bacteries me firent supposer une augmentation
de vitalité ; au bout de trois jours le diamètre de leur corps
avait triplé, et leur multiplication devint si abondante que
le troisième jour l'eau en était toute troublée. Le dixième
jour ces bacteries furent remplacés en grande partie par
des vibrions d'une extrême petitesse. En même temps,
une partie des protococcus avaient repris leur belle couleur verte qu'ils avaient perdue depuis deux ans et demi.
Au bout de trois semaines les vibrions étaient devenus
rares, et les protococcus, qui avaient repris toute leur
splendeur, étaient en pleine multiplication. L'addition
du phosphate avait principalement favorisé la végétation,
et la présence des autres sels trop abondants semblait

apporter un certain obstacle au développement des infusoires proprement dits, car c'est au bout de deux mois
seulement, quand la végétation eut absorbé la plus
grande partie des sels azotés, que je vis reparaître des
infusoires de la deuxième période, celle des colpodes.

Des marais.

Un marais n'est autre chose qu'une infusion de matières organiques présentant une grande surface et généralement peu de profondeur. L'eau y est stagnante et
entretenue par des sources, par la pluie ou par des in-
filtrations.

Le marais est toujours plein de vie active; on n'y
observe jamais l'état de vie latente dont j'ai parlé plus
haut, et cela parce que la vie y est constamment alimen-
tée par les débris organiques qui y sont transportés, soit
par les vents, soit par d'autres causes. Les parties azotées de ces débris sont absorbées par les animalcules
microscopiques, et servent à leur multiplication, qui
s'opère avec une rapidité effrayante. Chaque infusoire,
en se dédoublant par fissiparité, double la matière azotée douée de vitalité, et par suite la zoïcité. Au bout de
quelques semaines, cette multiplication se compte déjà
par milliards d'individus. Comme l'étendue d'un marais
est limitée, il doit en résulter au bout d'un certain temps
une grande mortalité parmi les infusoires, et une quantité
innombrable de germes restent probablement enfouis
dans la vase.

Lorsque, pendant les chaleurs de l'été, les marais se
dessèchent vers leurs confins et dans leurs parties les
moins profondes, tout y meurt, et la zoïcité, comme nous
l'avons déjà prouvé, passe avec la chaleur dans la vapeur

d'eau, et se répand ainsi dans l'atmosphère. La connaissance de ce fait est d'une haute importance, car il constitue un caractère essentiel de l'atmosphère paludéenne, dont on ne connaissait jusqu'à ce jour que le nom et les effets toxiques.

Nous ferons encore observer que, lorsqu'un marais se trouve desséché, les vents peuvent entraîner avec la poussière inorganique une infinité de sporules et de germes. L'atmosphère ordinaire renfermant des germes de ferments, ou tout au moins des spores de moisissures, l'atmosphère paludéenne pourrait bien renfermer en outre des spores et des germes de divers algues et infusoires qui caractérisent les eaux stagnantes des contrées paludéennes.

Lorsque, par un beau temps, un rayon de soleil traverse un appartement obscur, on voit voltiger dans l'espace éclairé une poussière de la présence de laquelle on ne se doutait même pas, et qui reste invisible dans un appartement entièrement éclairé. Cette poussière, que l'on ne peut voir à l'œil nu que dans certaines conditions d'éclairage, et qui demeure en suspension dans l'air, est cependant formée de particules mille fois plus volumineuses que plusieurs espèces d'infusoires qu'on trouve dans tous les marécages.

Ces infusoires sont d'une telle petitesse, qu'il serait possible d'en loger dix milliards dans un millimètre cube. On conçoit donc aisément que ces êtres microscopiques et des sporules végétales encore plus petites, une fois entraînés dans l'atmosphère, y puissent demeurer fort longtemps en suspension.

Les terrains marécageux possèdent toutes les propriétés physiques et physiologiques des marais proprement

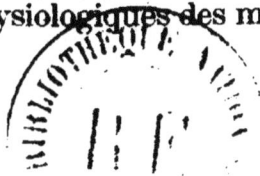

dits. Ce sont, en général, des terrains dans lesquels un sous-sol imperméable ne laisse filtrer les eaux de pluie que jusqu'à une faible profondeur.

Je ferai remarquer en passant que, sur le littoral méditerranéen, il existe des terrains paludéens des plus dangereux, généralement composés de sables dont les couches inférieures sont rendues imperméables par l'eau de la mer, qui, par sa densité, empêche l'infiltration de l'eau douce.

Les terrains marécageux sont, pendant une partie de l'année, inondés ou imprégnés d'une eau qui est retenue par un sous-sol imperméable. Durant les mois les plus secs et les plus chauds de l'année, cette eau s'évapore presque en totalité. Alors la vie cesse pour tout un monde d'êtres microscopiques, et ce desséchement produit les mêmes effets que ceux observés sur les confins d'un marais qui ne s'est desséché que partiellement.

La faune des eaux stagnantes varie beaucoup suivant leur provenance et leur composition chimique. J'ai eu l'occasion d'étudier simultanément la faune microscopique de deux réservoirs d'eau de même grandeur, alimentés très-faiblement, l'un par l'eau d'une source jaillissant d'un terrain granitique, l'autre par une eau très-limpide provenant d'un puits creusé dans un terrain marécageux et malsain. La faune de ces deux réservoirs, séparés par une distance de trois kilomètres, était tellement différente, que je n'ai pu trouver une seule espèce d'infusoire qui leur fût commune.

Nous pouvons donc considérer les marais et les terrains marécageux comme des foyers de vie animale et des sources de zoïcité. Si l'on arrose des Drosera avec une eau riche en infusoires, les propriétés physiques de ces plantes ne tardent pas à être complètement annulées, et, au bout de quelques jours, elles se trouvent même remplacées par des propriétés contraires. Les cils des feuilles ne saisissent plus les insectes ; ils les repoussent même, et ces piéges curieux deviennent complètement inutiles. D'un autre côté, comme nous l'avons déjà vu, des anneaux de platine qu'on a fait flotter pendant quelque temps sur une infusion à infusoires, acquièrent des propriétés zoïques très-prononcées.

Ces observations laissent déjà entrevoir que les propriétés physiques des marais doivent être diamétralement opposées à celles des tourbières que nous allons examiner sous ce point de vue.

Des tourbières.

Les tourbières ont été primitivement des étangs ou des lacs de peu de profondeur à eau très-vive, et qui. dans la suite des siècles, ont été comblés peu à peu par les débris d'une vigoureuse végétation de plantes aquatiques. Ces débris, grâce à l'action de l'eau vive, ne se sont qu'imparfaitement décomposés et ont à peu près conservé leurs formes primitives.

Quand une fois ces masses de détritus végétaux atteignent la surface de l'eau, la flore change complètement de caractère, et, d'aquatique qu'elle était, elle devient terrestre. Elle est formée de plantes aimant l'humidité. principalement de Cypéracées.

Comme ces débris végétaux, qui constituent la tourbe, forment une masse très-lâche, dont le faible poids spécifique a empêché le trop fort tassement, l'eau vive continue d'y circuler, et l'étang existe, pour ainsi dire. toujours. Ces remarques s'appliquent particulièrement aux tourbières qui ne sont pas trop anciennes, et sur lesquelles prospèrent les Drosera.

Pour se faire une idée de la formation des tourbes compactes, il est nécessaire d'observer pendant une série d'années les faits qui se passent dans une tourbière à consistance légère. Or, voici ce que l'on remarque. Malgré la luxuriante végétation et la continuelle formation de tourbe nouvelle, le niveau de la tourbière ne s'exhausse pas d'un centimètre dans l'espace de vingt ans. C'est que les débris végétaux qui se produisent hors de l'eau pèsent d'un poids plus considérable sur les couches inférieures des débris submergés. Il en résulte que celles-ci, en cédant à la pression qu'elles supportent, se trouvent de plus en plus comprimées.

Une fois que la tourbe a atteint son maximum de tassement, le niveau du sol s'élève peu à peu, et les plantes, par leur décomposition, produisent de l'humus en place de tourbe. Les Cypéracées disparaissent peu à peu pour faire place à d'autres plantes moins hydrophiles. La tourbe, de plus en plus compacte, ne laisse plus filtrer l'eau, qui alors se fraie un passage à la surface sous forme de ruisseau ou de rivière.

C'est ainsi qu'on trouve en Suisse, sous de riches prairies, de puissantes couches d'une tourbe tellement compacte que, lorsqu'on la coupe en briques, ces dernières ont l'apparence d'une masse assez homogène, renfermant très-peu d'eau.

Considérons maintenant les tourbières au point de vue de leur composition chimique, et nous arriverons à mieux comprendre la question physique.

Si on soumet à la distillation sèche les plantes fraîches qui croissent sur une tourbière de formation récente, on obtient de l'hydrogène peu carboné, du méthylène, de l'acide acétique et du goudron ligneux. Si, au contraire, on soumet à la même opération de la tourbe prise à un mètre de profondeur, et provenant de ces mêmes plantes, on obtient des carbures d'hydrogène bien plus riches en carbone, moins de méthylène, des huiles légères très-volatiles, de l'ammoniaque et du goudron se rapprochant de celui de la houille.

La différence entre les produits des deux distillations est notable. Dans le premier cas, la réaction de l'acide acétique prédomine ; dans le second, l'acide acétique fait totalement défaut; par contre, on trouve des sels ammoniacaux.

La raison en est que les plantes, en passant à l'état de tourbe, subissent un changement dans leur état moléculaire. Les atomes se groupent d'une manière différente, ce qui donne naissance à des produits nouveaux fort différents des premiers, et souvent doués de propriétés inverses.

Le peu de matière azotée que renferment les plantes ne peut pas servir à multiplier et à propager les infusoires, puisque l'azote reste à l'état de combinaison dans la tourbe, dont il est un des éléments intégrants.

Il nous est possible maintenant de faire comprendre ce qui caractérise essentiellement les tourbières en voie de formation, les tourbières à Drosera, à savoir l'absence totale des infusoires. On y trouve bien par-ci, par-là, des navicules qu'il faut se garder de considérer comme appartenant au règne animal, car les navicules ont les propriétés des plantes ; comme celles-ci elles décomposent l'acide carbonique, aussi les botanistes les classent-ils aujourd'hui dans leurs herbiers. A l'absence totale d'infusoires correspond l'absence de zoïcité. Or, l'expérience nous ayant fait constater que la plupart des changements moléculaires qui surviennent dans les corps organisés sont accompagnés de dégagements d'atonicité, il nous est permis d'admettre, et toutes mes observations le confirment d'ailleurs, qu'une tourbière en voie de formation est une source constante d'atonicité. Ce besoin impérieux de zoïcité que j'ai constaté dans les Drosera, qui vivent précisément dans des terrains où l'existence des infusoires est impossible, donne à penser que ces derniers sont nécessaires aux plantes en général, au moins dans la première période de leur existence.

Il est impossible de concevoir une germination sans macération préalable, comme il est aussi impossible de concevoir une macération de graines dans l'eau, sans l'apparition de myriades de bacteries et de vibrions. La présence constante d'infusoires sur les graines en voie de germination a, du reste, déjà été démontrée et publiée.

Quoi qu'il en soit, le besoin impérieux de zoïcité que manifestent les plantes, précisément dans les terrains où cet agent fait défaut, donne à réfléchir et autorise à admettre : 1° que la zoïcité est un agent d'une nécessité absolue pour les plantes ; 2° que les plantes ne sont pas organisées pour produire elles-mêmes cet agent physique, propre aux animaux ; et 3° que si, sans les plantes, les animaux ne sauraient subsister, les plantes, à leur tour, ne sauraient exister sans les animaux, au moins sans les infusoires.

Les tourbières, en général, ne peuvent pas être considérées comme des foyers d'insalubrité ; cependant, il arrive quelquefois que, dans la saison des pluies, leur eau déborde et inonde périodiquement des terrains à sous-sol

argileux, qui deviennent alors marécageux et fort insalubres. Dans ce cas, il serait injuste d'attribuer la cause
de cette insalubrité à la tourbière elle-même. On pourra
aussi trouver exceptionnellement des infusoires en pleine
tourbière; mais ce sera toujours dans des endroits où,
par une cause quelconque, la circulation de l'eau vive
aura été empêchée. Jamais, dans ces endroits, on ne
trouvera de Drosera.

X.

LA PARNASSIA PALUSTRIS

Dans les derniers jours du mois de juillet 1871, je fis une excursion dans les Vosges. En traversant une prairie humide, je la vis couverte d'une profusion de Parnassia palustris, dont les fleurs commençaient à s'épanouir. C'étaient pour moi d'anciennes connaissances, mais ce jour-là je saluai en elles les plus proches parentes des Drosera, à l'étude desquelles je vouais, à cette époque, presque tout mon temps. J'examinai par conséquent ces Parnassia avec plus d'attention que je ne l'avais jamais fait, et ce qui me frappa tout d'abord, ce fut la grande analogie qui existe entre les cils des Drosera et les filaments disposés en forme de lyre, constituant des espèces d'appendices foliacés, qui alternent avec les étamines des Parnassia.

Ces filaments portent à leur extrémité de petits globules qui paraissent être des nectaires.

Je m'arrêtai auprès d'une Parnassia dont la fleur était bien épanouie, et je déposai une mouche sur les globules de ses filaments. Aucun effet visible ne se produisit dans l'espace d'une demi-heure.

J'emportai et je déposai dans mon laboratoire quelques douzaines de ces plantes, munies chacune d'une petite motte de gazon. J'avais eu soin de choisir des exemplaires dont les fleurs n'étaient pas encore épanouies. J'avais mis le plus grand soin à cette opération; ni les plantes ni les mottes n'avaient subi le contact de mes doigts. Toute l'opération avait été faite à l'aide d'un couteau et d'une pince en acier. J'avais eu soin d'installer une moitié de mes Parnassia dans une terrine de grès avec suffisamment d'eau, et l'autre moitié dans une bassine de platine qui reposait sur un kilogramme d'albumine du sang fortement zoïsée.

Deux fleurs ne tardèrent pas à s'épanouir dans la terrine. Les pétales, en s'étalant, laissaient voir l'ovaire couleur blanc-de-lait et de forme ovoïde, couronné de stigmates sessiles, qui se dressait au milieu de la fleur, et cinq anthères volumineuses d'un blanc mat, collées tout autour de l'ovaire dont elles n'atteignaient pas le sommet, vu le peu de longueur de leurs filets.

Au bout de quelques heures, je remarquai que le filet d'une des étamines avait plus que doublé de longueur, et que l'anthère qu'il portait, après s'être inclinée sur les stigmates, s'était ouverte et avait répandu son pollen. A la suite de cette première fécondation, je ne remarquai aucun changement dans les fleurs. Les quatre autres étamines continuaient de rester collées contre l'ovaire. Au bout de cinq jours de cette immobilité des étamines, je déposai un petit fragment d'albumine du sang sur la première étamine, à droite de celle qui avait déjà produit la fécondation. Ce fragment d'albumine qui, une heure auparavant, avait pendant quelques minutes subi le contact de mes doigts, touchait les nectaires par une de ses extrémités.

L'influence de la zoïcité paraissait être très-considérable, car cette seconde étamine, qui depuis cinq jours n'avait pas bougé, doubla de longueur en moins de deux heures.

La première étamine dont l'anthère était complètement fanée, se rejetait en arrière à mesure que la deuxième s'allongeait, et lorsque l'anthère de celle-ci eut pris sa place au dessus des stigmates de l'ovaire, la première se trouvait couchée dans le plan des pétales. Le lendemain, la troisième étamine s'allongea à son tour, comme avaient fait la première et la seconde, et la quatrième et la cinquième, sans s'être allongées, jetèrent leur pollen à la base de l'ovaire.

Les fleurs des Parnassia zoïsées de la bassine de platine se comportèrent autrement. Leur épanouissement se fit d'une manière plus hâtive. Leurs pétales ont pris une forme plus concave et se sont moins bien étalés. La fécondation s'y est faite d'une manière plus irrégulière, de sorte qu'il me fut impossible de bien juger l'effet de la stimulation physique que je leur avais fait éprouver.

Je me reprochai alors de n'avoir pas pris la précaution d'entourer mes fragments d'albumine d'une couche de cire, comme je l'avais toujours fait dans mes expériences sur les Drosera ; car la stimulation de la fécondation pouvait aussi être attribuée à une réaction chimique provoquée par les sels du sérum. Mais il n'était plus temps de réparer cet oubli et de reprendre mes expériences, car la saison des Parnassia était passée, et je dus remettre mes études sur ces plantes à l'année suivante.

Pendant l'été de l'année 1872, je fis une récolte de Parnassia, non plus dans une prairie, mais sur la tourbière même d'où je tirais la Drosera intermedia. Je mis à les déterrer les mêmes soins et les mêmes précautions que l'année précédente, et je les distribuai dans plusieurs terrines en grès. Je donnai à chaque plante un numéro d'ordre, et j'ouvris un registre pour y inscrire le jour de l'épanouissement de chaque fleur ainsi que mes observations sur leur fécondation successive.

Voici le précis de mes observations.

Le jour même de l'épanouissement d'une fleur, une première étamine s'allongeait et la fécondation se produisait au bout de quelques heures. Trente heures après, la seconde étamine s'allongeait pendant que la première se rejetait en arrière, et ainsi de suite, de trente heures en trente heures, jusqu'à l'évolution de la dernière étamine.

Une fois que cette dernière s'était rejetée en arrière, tout l'ovaire prenait une légère teinte rougeâtre. Cet intervalle de trente heures se reproduisait pour toutes les fleurs avec une si rigoureuse exactitude, que, pendant toute une semaine, à toute heure de la journée, je pouvais, en consultant mon registre, déterminer d'avance la position qu'occupait chaque étamine. Je n'avais qu'à prendre l'heure à laquelle avait commencé pour chaque fleur la fécondation par la première étamine.

Quelques granules zoïsés, couchés dans une des fleurs, retardaient de quelques heures l'évolution des étamines.

Ces expériences me fournirent donc des résultats inverses de ceux que j'avais obtenus l'année précédente.

Cela tenait à la différence des terrains dans lesquels les Parnassia avaient été prises.

Celles que j'avais récoltées en 1872 provenaient d'un terrain fortement atonique, et se trouvaient par suite dans un état où la tension de l'atonicité prédominait.

Pour l'augmenter encore, j'intercalai entre les mottes des Parnassia des tubes de verre remplis de sulfate de quinine et fermés hermétiquement aux deux bouts avec des bouchons de liége qui les dépassaient longuement. A mesure que la tension atonique augmentait dans les mottes, la durée nécessaire à l'évolution d'une étamine diminuait, et je finis par obtenir des fécondations par les étamines, se succédant de dix-huit heures en dix-huit heures.

Je fis aussi la remarque que si on diminue la tension atonique dans les mottes, on obtient un résultat contraire. Ainsi je plaçai une petite motte qui renfermait trois Parnassia, trois matinées de suite, chaque fois pendant environ deux minutes, dans le creux de ma main. L'évolution de leurs étamines dura, pour chacune, environ quarante-deux heures.

Cette augmentation de la durée nécessaire à l'évolution successive des étamines, plus marquée à mesure que l'état du terrain s'approche de la neutralité, m'autorise à admettre que, dans un terrain complètement neutre, la durée de l'évolution de la première étamine serait indéfinie, et que celle de la deuxième étamine ne pourrait se faire qu'accidentellement sous l'influence d'un insecte, par exemple, qui, par son contact avec la fleur, aurait stimulé l'étamine.

Enfin, en plaçant des Parnassia fortement atonisées dans une bassine en platine qui reposait sur de l'albumine fortement zoïsée, il s'opérait une telle réaction, que l'évolution des étamines se faisait avec une grande rapidité. Ainsi, dans la plupart des fleurs qui commençaient à s'épanouir, je pus voir à travers les pétales entr'ouverts que déjà une première étamine s'était allongée et avait son anthère fanée. Ce qui prouve que la première fécondation s'était faite dans le bouton même. aussitôt que les pétales avaient commencé à se soulever.

Je vis que dans d'autres fleurs, immédiatement après l'épanouissement, trois étamines s'étaient allongées en même temps, se disputant la place sur les stigmates et mêlant leur pollen. Dans d'autres enfin, je vis trois étamines, qui n'avaient pas eu le temps de s'allonger, répandre en même temps leur pollen sur la base de l'ovaire.

Il résulte de toutes ces observations que des différents modes d'évolution des étamines des Parnassia. il est possible de déduire quel est l'état physique du terrain qu'elles habitent. On peut en conclure aussi que la réaction de la zoïcité sur l'atonicité doit exercer en général une grande influence sur l'acte de la fécondation dans les plantes. Il est même permis d'admettre que sans cette réaction la fécondation ne saurait avoir lieu.

Les Parnassia que j'avais récoltées en 1871 dans une prairie humide. et dont les étamines. après l'évolution de la première. étaient restées dans une si longue immobilité. ont dû se trouver dans un état physique presque complètement neutre. J'aurais bien voulu m'en assurer en reprenant mes expériences: mais mes occupations ne me le permirent pas pendant l'été de 1872. de sorte que c'est encore partie remise.

Néanmoins l'étude que j'ai faite des Parnassia. bien qu'incomplète encore. m'a fourni des résultats d'une telle importance pour la physiologie, que je crois de mon devoir de la publier dans l'état incomplet où elle se trouve encore.

XI.

LES FIÈVRES INTERMITTENTES PALUDÉENNES

Les causes qui produisent les fièvres intermittentes sont restées jusqu'à ce jour complètement insaisissables. On ne peut donc expliquer le développement des fièvres qu'en s'appuyant sur des conjectures basées sur des probabilités.

On admet généralement que les fièvres des marais ont pour cause une intoxication produite par un virus qui fait partie des émanations des marécages. Depuis quelque temps cependant on revient un peu de cette idée. et il est des physiologistes et des médecins qui. à la suite de longues recherches et de nombreuses observations, croient pouvoir affirmer que la principale cause des fièvres intermittentes réside dans une perturbation de l'état électrique de l'atmosphère et de la terre, perturbation qui se produit sous l'influence des chaleurs de l'été sur les terres marécageuses.

La science n'est pas encore assez avancée pour donner la solution définitive de ce problème : cependant, comme chaque pas qu'elle fait nous met en possession de moyens nouveaux de nous approcher de la vérité, je veux examiner ici jusqu'à quel point ma découverte et mes expériences peuvent éclaircir la question de l'origine et du développement des fièvres intermittentes, ainsi que des maladies épidémiques et contagieuses.

Quand j'eus acquis la conviction que l'atonicité guérissait les fièvres intermittentes, et que les sels de quinine n'agissaient efficacement dans cette maladie que grâce à leurs propriétés physiques atoniques, j'établis la proposition suivante : Si la présence d'une assez forte proportion d'atonicité empêche les fièvres de se produire et même les guérit, un déficit d'atonicité doit en favoriser le développement ou même le provoquer, ou bien, si, sans le secours d'un virus, une atmosphère paludéenne zoïque peut déterminer des accès de fièvre intermittente, on doit pouvoir produire ces mêmes fièvres en enlevant au corps humain une assez forte proportion d'atonicité pour faire dominer la zoïcité d'une manière anormale.

J'ai fait une expérience en ce sens sur ma propre personne. Je me suis appliqué pendant plusieurs nuits sur les reins un sachet de fort coutil rempli d'albumine du sang neutralisée, et j'ai répété la même application tous les jours de midi à deux heures. Dès les premiers jours j'avais la fièvre à six heures du soir, et cette fièvre, qui durait à peu près une heure. reparut à la même heure les jours suivants : mais elle ne présentait nullement les caractères des fièvres paludéennes : c'était une fièvre analogue à celles qui accompagnent souvent de légères indispositions.

En 1867, quand je fis cette expérience, je ne connaissais pas encore la zoïcité, et cette ignorance fut cause que je ne pus prendre quelques utiles précautions. J'aurais dû renfermer l'albumine dans un sachet ou dans une boîte plate revêtue d'un vernis de gomme laque, afin d'éviter toute absorption de zoïcité, car une notable partie de celle-ci a pu traverser le coutil, entraînée par l'atonicité. En un mot, c'était une expérience à refaire dans des conditions toutes nouvelles. Mais cette première expérimentation avait tellement éprouvé ma santé, que, je dois le confesser ici, le courage m'a manqué pour entreprendre un second essai. Je n'ai plus opéré que sur des lapins, qui, placés sous l'influence du pouvoir absorbant de l'albumine du sang, ont toujours été épuisés par des sécrétions exagérées.

Il est cependant un fait avéré, qui plaide en faveur de l'intoxication par un virus paludéen, c'est qu'une personne bien portante, habitant une localité reconnue parfaitement salubre sous tous les rapports, peut contracter la fièvre intermittente pour avoir séjourné quelques heures seulement dans un foyer paludéen. Je n'en citerai qu'un seul exemple.

Le tout petit fort de Salses, dans les environs de Perpignan, est, sous le rapport des fièvres intermittentes, un des endroits les plus dangereux de France. La faible garnison qui l'occupe, et qui ne se compose que de quelques hommes, était changée autrefois tous les huit jours. Malgré cette précaution, des cas de fièvre se déclarèrent en si grand nombre, et avec une telle persistance parmi les soldats, qu'on abrégea peu à peu la durée de leur séjour dans le fort, et qu'on finit par les relever toutes les quarante-huit heures. Les cas de fièvre n'en continuèrent pas moins à se présenter, en moins grand nombre il est vrai, mais atteignant même des soldats qui n'avaient séjourné que vingt-quatre heures dans ce fort insalubre.

Il est enfin un autre ordre d'observations qui vient à l'appui de la doctrine du virus paludéen ; je veux parler du transport à distance des influences paludéennes par les vents. Il a été constaté par exemple que les marais et les salines, situés entre Cette et Perpignan, constituent pendant la saison chaude de véritables foyers d'infection, et déterminent à cette époque de l'année de nombreux cas de fièvre, tantôt dans les villages situés à droite, tantôt dans ceux situés à gauche de la ligne qui les relierait tous entre eux. Or, l'apparition du fléau est constamment conforme à la direction dominante des vents dans ces parages, de sorte qu'un village qui a été ménagé pendant une année peut être fortement éprouvé l'année suivante.

Une atmosphère paludéenne ne peut pas se former subitement, de toute pièce, avec l'ensemble de ses propriétés physiques ; elle ne saurait acquérir ces dernières que par un temps calme, avec le concours de la chaleur du soleil qui occasionne une grande évaporation et dessèche la terre, au moins par places. (*) Lorsque le vent, qui n'est autre chose qu'un mouvement horizontal d'une couche d'air, déplace tout à coup une atmosphère ainsi formée pendant un temps calme plus ou moins prolongé, tout le volume de cette atmosphère paludéenne peut glisser sur un village, et celui-ci ne se trouvera sous l'influence toxique complète que pendant la durée de ce passage, durée qu'on peut calculer d'après la force du vent et la surface des terrains marécageux, foyers de dégagement de l'effluve. Pour les marécages du Midi,

---

(*) BURDEL. — *Recherches sur les fièvres paludéennes de la Sologne.* — **Paris,** 1858.

dont je viens de parler, la durée de ce passage ne peut dépasser un petit nombre d'heures, même avec un vent faible. Une fois que l'atmosphère paludéenne a passé sur le village, elle est suivie d'un courant d'air relativement pur qui a balayé les marécages et n'a pu entraîner avec lui que les émanations formées pendant le temps de son passage et des poussières organiques et minérales. L'intoxication a donc dû se produire pendant le court espace de temps que la véritable atmosphère a employé à passer sur le village; elle ne saurait s'être produite plus tard, car le concours des propriétés physiques propres à cette atmosphère est absolument nécessaire au développement des fièvres. En prenant une bonne nourriture tonique, et en suivant un petit régime au vin de quinquina, on peut impunément faire de très-longs séjours dans des régions paludéennes où la moitié de la population est atteinte des fièvres. Or, j'ai déjà prouvé que le quinquina n'agit sur les fièvres que par l'atonicité qu'il émet, et que, quand cette dernière est absorbée en assez grande abondance, elle modère ou neutralise complètement l'action de la zoïcité. Il n'y a donc plus à en douter, c'est la zoïcité qui est l'agent physique caractéristique de l'atmosphère paludéenne, et c'est à sa présence que cette dernière doit, en tout ou en partie, ses propriétés toxiques.

Pour faciliter les recherches ayant pour but la découverte des véritables causes des fièvres, je vais donner quelques indications sur le siége probable du mal.

On ne peut réellement bien observer les fièvres que sur soi-même. Or, j'ai habité assez longtemps un pays très-fiévreux, et après avoir, grâce à un régime tonique, évité les fièvres pendant deux ans, j'ai fini par être pris de quelques accès de fièvre tierce tellement bien dessinés dans leurs trois phases, que je pouvais les considérer comme des types.

Ce qui me frappa le plus vivement, c'est que le mal m'atteignait toujours subitement. d'un instant à l'autre, entre les deux reins, un peu bas, tout juste à l'endroit du plexus solaire. C'était comme si, à cette place, quelqu'un m'avait brusquement touché avec le bout d'un doigt très-froid. Cette sensation de froid se prolongeait graduellement en remontant le long de l'épine dorsale; arrivée à la hauteur des épaules, elle se généralisait, et immédiatement après commençaient les claquements de dents accompagnés du tremblement convulsif des avant-bras et des mains. Je ne parlerai pas ici des deux autres phases de la fièvre que tout le monde connaît. Cette observation, rapprochée du fait que les organes les plus affectés par les effets de la fièvre, comme la rate, les reins et le foie, sont sous la dépendance immédiate du plexus solaire. m'a fait supposer que l'intoxication de la fièvre paludéenne pourrait se porter directement sur ce plexus, ou bien que l'intoxication a lieu dans la rate et que le plexus solaire se trouverait indirectement affecté par les effets de cette intoxication.

On est généralement tenté de considérer la rate comme jouant un rôle important dans les fièvres intermittentes, parce que, dans tous les cas de fièvres de ce genre, cet organe s'engorge toujours plus ou moins. quelquefois même au point de mettre la vie du malade en danger. Quant à moi, j'ai trouvé deux autres corrélations entre la rate et les accès de fièvre.

En premier lieu, j'ai constaté que la rate, dans son état normal. émet en très-grande abondance de l'atonicité, l'agent physique qui a la vertu de guérir les fièvres. et, en second lieu, j'ai observé que la rate d'un animal s'engorge quand, à l'aide d'un moyen artificiel, on met cet animal dans des conditions physiques zoïques, qui, selon moi, sont les conditions physiques caractéristiques de l'atmosphère paludéenne. En dépit de ces faits, j'incline à chercher le siége des fièvres dans un centre nerveux, de préférence dans le plexus solaire, et c'est précisément ce qui se passe dans une rate engorgée qui me confirme dans cette manière de voir. En effet, une rate engorgée à la suite de l'influence physique que j'ai déjà indiquée, renferme beaucoup plus de fer qu'une rate dans son état normal. Or, la quantité d'atonicité dégagée par la rate me paraît être proportionnelle à la quantité de fer que celle-ci renferme, et j'admets qu'une des principales missions de cet organe est de tantôt fournir, et de tantôt emmagasiner l'atonicité et la zoïcité suivant les besoins du système nerveux. Et, comme il est prouvé que l'atonicité guérit les fièvres, il semble naturel que, lorsque la fièvre se présente, la rate s'engorge afin de pouvoir fournir cet agent physique dans de plus fortes proportions. Je ne me dissimule pas que cette proposition paraîtra peut-être bien hasardée, et je ne l'émets d'ailleurs qu'à titre d'hypothèse provisoire. Quoi qu'il en soit, la coïncidence remarquable que je signale, mérite d'attirer sérieusement l'attention.

Pour mieux faire comprendre l'action de l'atonicité sur les phénomènes nerveux, je citerai ici les observations que j'ai eu l'occasion de faire sur moi-même dans deux cas de névralgie. La souffrance que j'éprouvais avait son siége dans le côté droit de la tête et se faisait sentir principalement de six à huit heures du soir, et souvent de midi à deux heures. La douleur était très-intense. Aussitôt qu'elle se présentait, je m'appliquais, d'abord sur la tempe, puis dans la région du ganglion cervical supérieur, le fond d'un matras très-mince renfermant deux cents grammes d'albumine du sang bien neutralisée; ce mode d'application m'avait été suggéré par ce fait expérimental, que l'albumine, à travers le verre, ne peut absorber que de la zoïcité. A la suite de cette application, la douleur disparut chaque fois sans exception pour revenir le plus souvent au bout d'un quart d'heure ou d'une demi-heure, mais elle cessa de nouveau au bout de peu d'instants par le simple contact des régions mentionnées ci-dessus avec le fond du matras à albumine. Ce résultat ne me paraît susceptible que d'une seule interprétation: la douleur névralgique a pour cause un excès de zoïcité. Cet excès enlevé à l'endroit même où se trouve le siège du mal, la douleur disparaît, et, dès que le sang artériel a ramené en ce point un nouvel excès de zoïcité, la douleur revient. Pour retarder la réapparition du mal et pour essayer de faire cesser complètement la névralgie, dès que j'avais enlevé le matras à albumine, je m'appliquais sur la tempe un petit paquet de sulfate de quinine ou de cyanure de potassium. Ce contact avec une source d'atonicité produit toujours de l'effet et arrête quelquefois la douleur sans le secours de l'albumine, mais se montre généralement insuffisant à lui seul. (*)

La névralgie doit avoir pour cause une lésion occasionnant une congestion dans les petites artères, congestion

(*) A l'époque où je fis ces expériences, je ne pouvais pas encore disposer de très-grandes quantités d'atonicité, avantage que m'a procuré depuis la découverte du condensateur atonique.

qui, non-seulement rompt l'équilibre physique en accu-
mulant de trop fortes quantités de zoïcité dans les artères
et dans les régions correspondantes, mais paraît encore
donner lieu à la formation d'humeurs. Les névralgies
peuvent se guérir comme les fièvres par l'administration
de sulfate de quinine à l'intérieur; il est donc probable
que la guérison des névralgies doit pouvoir être obtenue,
de même que celle des fièvres intermittentes, à l'aide de
procédés purement physiques.

Je n'ai encore étudié l'affection névralgique que sur
moi-même, et je n'ai réussi jusqu'à ce jour qu'à suppri-
mer la douleur chaque fois qu'elle se présentait. Les résultats très-constants que j'ai obtenus, sont précieux en
ce sens, qu'ils aident à mieux comprendre ce qui doit
se passer dans les accès de fièvre où, sans aucun doute,
un excès de zoïcité arrive à dominer momentanément
dans des centres nerveux dont le fonctionnement régu-
lier exige un excès d'atonicité. Toutes mes expériences
sur les fièvres tendent à justifier cette supposition. La
fièvre intermittente n'a jamais résisté à l'intervention de
l'atonicité; j'ai même réussi à la faire avorter dans sa
première période, en commençant le traitement à l'heure
même où l'accès devait venir; les premiers frissons se
sont fait sentir, mais ils se sont évanouis en peu de minutes.

Je n'entrerai ici dans aucun détail sur la manière dont
j'ai traité trente-six malades atteints des fièvres intermittentes paludéennes; ils ont tous été soumis à l'action
de mes piles ou de mes compresses atoniques, comme
je l'ai exposé dans la première partie de cette étude, et
aucun d'eux n'a fait usage d'un remède interne quelconque. Je n'insisterai que sur un point, c'est que tous,

sans exception, ont été guéris en une seule séance, et
que 35 sur 36 l'ont été dans la localité même où ils
avaient contracté la fièvre. Aucun d'eux n'a été soumis
pendant plus de six heures à l'action de l'atonicité, et
même chez la plupart le traitement par cet agent n'a
duré qu'une heure.

Je ne m'étendrai d'une manière circonstanciée que sur
les observations faites par moi sur une fièvre tierce tellement invétérée, que j'eus quelque peine à m'en rendre
maître.

Le malade était un jeune soldat revenu d'Afrique avec
son congé. Son bataillon avait pendant longtemps tenu
garnison à Magenta, dans la province d'Oran, et c'est
dans cet endroit qu'il avait contracté la fièvre comme la
plupart de ses camarades. Il avait été traité au sulfate
de quinine, et sa fièvre avait été coupée après le cinquième accès. Huit jours après il avait une rechute, et
après avoir été guéri de la même manière, il était re-
tombé de rechute en rechute pendant deux ans. Il
n'avait jamais été soumis à un traitement autre que celui
du sulfate de quinine, et sa fièvre n'a jamais duré plus
de huit à douze jours, mais les rechutes sont toujours
survenues au bout de huit à quinze jours, rarement trois
semaines ; une seule fois le mal lui a laissé un mois de
répit. Enfin, pendant deux ans, dans ses différents changements de garnison, il avait pris en moyenne un jour
sur trois du sulfate de quinine à assez haute dose, et ce
remède avait exercé à la longue de grands ravages dans
son organisme. Il avait été enflé deux fois au point de
ne plus pouvoir marcher, et deux fois il avait été frappé
de surdité, la première fois pendant huit, la seconde fois
pendant douze jours. En rentrant en France, il avait

trainé la fièvre à sa suite; il l'avait eue à Marseille, à Lyon, et enfin sa dernière rechute s'était déclarée à Mulhouse, où il s'était obstiné à ne plus prendre de quinine. C'est alors que sa famille me pria d'essayer de le guérir par mon système.

Je le pris chez moi et lui donnai une chambre saine et bien aérée. Il était chlorotique et anémique à un haut degré; la muqueuse de ses paupières était blanche et ses lèvres présentaient une teinte légèrement rosée. Son foie était passablement engorgé, sa rate ne l'était que très-peu. La fièvre l'avait pris la veille, et un nouvel accès devait se manifester le lendemain à 6 heures du matin. Je le fis asseoir et lui fis prendre dans chaque main un des cordons d'une de mes piles atoniques. Il ne tarda pas à sentir le fourmillement caractéristique dans la paume des mains, et le ressentit même jusque dans les coudes. Au bout de vingt-cinq minutes il me déclara ne pouvoir supporter plus longtemps l'effet de cet appareil, en ajoutant qu'il était sur le point de se trouver mal. Je remarquai que son front était couvert de grosses gouttes de sueur, et l'engageai à circuler dans le jardin et à prendre un peu de nourriture. Le lendemain, conformément à mes prévisions, la fièvre ne se présentait pas, mais à ma grande surprise elle se déclara avec violence le jour suivant; l'accès fut toutefois relativement court, car, au lieu de six à huit heures, la durée des trois périodes ne dépassa pas trois heures. J'appliquai alors à mon malade tous les soirs entre les reins une pile atonique en forme de compresse, que je faisais enlever le matin. Malgré cette précaution, il eut encore à subir trois accès, à quarante-huit heures d'intervalle les uns des autres. Le premier de ces trois derniers accès dura vingt minutes, le second environ dix minutes, et le troisième tout au plus cinq minutes. A partir de ce moment la fièvre n'a plus reparu. Cependant le foie était toujours un peu engorgé, l'anémie très-grande, et mon convalescent se trouvait dans un état de faiblesse extrême. Je craignais une rechute de la fièvre, et cette crainte me fit prendre des précautions exagérées.

Je fis coucher le jeune homme dans un lit végétal isolé sur du fer; je lui maintenais jour et nuit une pile atonique en compresse, et de onze heures à midi je lui faisais tenir dans les mains les cordons d'une de mes piles-tubes. Outre ces précautions, je lui prescrivis une nourriture fortifiante, accompagnée d'un décilitre de vin de Bordeaux à chaque repas, et, pour lui refaire le sang, je lui faisais avaler tous les jours, avant son dîner, quelques pilules de fer. Je fus très-contrarié en m'apercevant que le fer le purgeait très-régulièrement. Dans l'espace de quelques jours il avait reperdu le peu de couleurs que mon traitement lui avait rendu.

M'étant demandé pourquoi son organisme se refusait si obstinément à s'assimiler le fer dans un moment où il en avait tant besoin, je devinai que son corps, déjà sursaturé d'atonicité, repoussait les toniques et surtout le fer qui, dans l'économie, favorise le développement de cet agent physique. En conséquence je supprimai pile et compresse. Le lendemain je constatais chez mon patient un excellent appétit; il prit sans inconvénient un gramme et demi de tartrate de potasse et de fer par jour, et, continuant à se bien nourrir et à absorber tous les jours un peu de fer, en moins de quinze jours il avait repris des forces et des couleurs. Depuis deux ans et demi il n'a pas eu la plus légère indisposition.

Une cure si prompte et si radicale, obtenue par l'action momentanée d'un agent physique, prouve jusqu'à l'évidence que dans les fièvres intermittentes, il se produit une lésion dans un organe quelconque, et que les forces vitales suffisamment stimulées peuvent opérer la guérison de ces lésions en quelques heures; s'il n'en était pas ainsi, après la dispersion plus ou moins rapide de l'atonicité administrée, le mal ne tarderait pas à renaître.

Il n'est pas impossible que ces lésions soient produites par des virus toxiques de nature organique, du même genre, mais d'espèces différentes, et que les accès de fièvre aient pour cause les évolutions ou reproductions périodiques de ces virus qui irriteraient les fibres nerveuses, pour telle espèce tous les jours, pour telle autre tous les deux jours, et ainsi de suite. Si cette hypothèse devait se vérifier, ces virus seraient de nature animale ou peut-être végétale, et ne pourraient se reproduire dans leur milieu (nerveux ganglionnaire) que dans le cas où ce milieu se trouverait envahi par de la zoïcité en quantité suffisante pour permettre leur incubation. Ces virus se développeraient jusqu'au jour où un grand excès d'atonicité favoriserait leur expulsion en les tuant ou en les engourdissant. Cette théorie n'est pas nouvelle, mais elle n'a, je crois, jamais réuni beaucoup de partisans; cependant, considérée au point de vue de ma découverte, elle prend un certain degré de probabilité.

XII.

Les lits et le sommeil

Les résultats remarquables de mes expériences sur des lapins ayant subi un contact prolongé avec des substances qui jouissent du pouvoir d'absorber l'atonicité, m'ont conduit à examiner si l'homme, dans sa manière de vivre ou dans des cas exceptionnels, ne se trouve pas quelquefois soumis à des influences physiques du même genre, capables d'agir fortement sur certaines de ses fonctions vitales.

Mon attention s'est naturellement portée tout d'abord sur les lits avec lesquels l'homme civilisé est en contact pendant un tiers de son existence.

Les matelas sur lesquels les personnes aisées ont l'habitude de dormir sont généralement rembourrés de crin de cheval ou de laine; or, la laine et surtout le crin ont la propriété d'emprunter à l'homme de grandes quantités de zoïcité et d'atonicité. Un bout de crin de trois millimètres de longueur, après avoir été mis en contact avec les doigts de la main, acquiert la propriété de faire se contracter violemment les cils des Drosera; il en est de même de la laine qui n'a subi qu'un dessuintage à l'eau.

On éprouverait de grandes pertes de zoïcité en reposant sur un matelas de crin qui n'aurait pas servi pendant fort longtemps et qui aurait souvent passé par des alternatives de froid et de chaud, d'humidité et de sécheresse; car ce matelas, en perdant la plus grande partie de sa zoïcité, aurait acquis par cela même un grand pouvoir absorbant. Les matelas sur lesquels on couche toutes les nuits sont moins absorbants, parce qu'ils sont en partie saturés; leur saturation ne peut cependant jamais être complète, car une partie de leur zoïcité est entraînée par l'atonicité qui s'écoule par le bois de lit, et une autre partie passe avec la chaleur dans l'air, pendant la journée, tandis que le matelas se refroidit. En un mot, les matelas de crin et de laine soutirent toujours plus ou moins de zoïcité à la personne qui y couche.

Les matelas de crin végétal et de coton ont des propriétés physiques différentes, car les substances végétales n'absorbent que l'atonicité et ne sont traversées que par la faible proportion de zoïcité que l'atonicité est capable d'entraîner.

Pour contrôler tous ces raisonnements basés sur mes études précédentes, j'ai fait construire un lit de fer non verni, muni d'un sommier du même métal; j'ai garni ce lit d'un matelas et d'un traversin de crin végétal, de draps en fil et d'une bonne couverture de coton; en un mot, j'en ai exclu toute matière animale. Ce lit avait pour objet d'isoler complètement l'atonicité; cette dernière, en saturant le matelas, pouvait bien y entraîner un peu de zoïcité, mais celle-ci ne pouvait pas être entraînée dans le fer, puisque ce métal n'absorbe pas l'atonicité.

Avant d'entreprendre mes expériences sur le lit végétal, j'avais couché toutes les nuits, pendant trois ans, sur un bon matelas de crin de cheval; je n'avais du reste jamais reposé que par hasard sur une couche végétale, et mon organisme devait être habitué à réparer les grandes pertes physiques auxquelles les lits peuvent donner lieu.

Quand tout fut bien installé, je commençai à passer mes nuits dans le nouveau lit, en ayant soin, une heure avant de me coucher, de zoïser entre les doigts trois petits cubes de corne et de les déposer, dans trois états différents, sur des feuilles de Drosera. Je répétai la même opération tous les matins en me levant. Les cubes déposés le soir à l'état a faisaient se contracter les cils d'une manière régulière; mais les cubes, zoïsés et déposés sur les feuilles le matin à mon réveil, produisaient des effets différents. Ceux d'entre ces derniers qui se trouvaient à l'état a n'avaient qu'une action très-limitée sur les cils, tandis que ceux qui étaient à l'état c, c'est-à-dire en partie désatonisés, déterminaient une contraction violente. En faisant des comparaisons entre la contraction obtenue le soir et celle observée le matin, je suis arrivé à estimer que la zoïcité que je communiquais le matin avait une énergie à peu près quintuple de celle que je communiquais le soir.

On peut tirer de ce résultat deux conclusions : la première, très-simple, c'est que l'atonicité, qui ne peut pas s'écouler par le fer brut du lit, s'accumule durant la nuit au point de dominer la zoïcité, au moins à la surface du corps du dormeur; la seconde conclusion, beaucoup plus importante, consiste en ceci, que, dans le corps humain, la zoïcité diminue du matin au soir et augmente du soir au matin. Si la zoïcité a chez les animaux une source égale et constante, on peut s'expliquer le fait ci-dessus mentionné, en considérant d'une part la grande dépense de vie et de force que fait tout animal pendant la veille, et d'autre part le calme état du sommeil pendant lequel la vie est bornée aux fonctions végétatives. Pendant la période active, les dépenses peuvent dépasser la production, tandis que, pendant la période végétative, la production peut dépasser la dépense. Cependant j'ai fait une observation qui m'a conduit à admettre, jusqu'à preuve du contraire, que la zoïcité se produit chez les animaux pendant le sommeil, et que l'un des buts du sommeil est de reproduire par des procédés encore in-connus certains agents physiques qui ont été dépensés par la vie active pendant l'état de veille.

L'observation en question consiste en ce que, dès les premières nuits que j'ai passées dans le lit végétal, je me suis aperçu que je dormais par nuit deux heures de moins qu'auparavant, tout en me trouvant au matin parfaitement restauré et reposé. Mon organisme, placé dans de nouvelles conditions, ayant éprouvé durant la nuit une moindre perte de zoïcité, avait eu besoin de moins de temps pour renouveler la quantité de cet agent qu'il avait dépensée. Tous les jours on a occasion de faire l'observation inverse, car tout le monde sait que toute dépense exagérée de vie est constamment suivie d'un besoin de dormir plus impérieux que d'habitude. Pendant le sommeil des animaux, toutes les fonctions de la vie végétative s'accomplissent avec une grande régularité, tandis que l'activité volontaire et l'exercice de l'initiative sont momentanément interrompus. Je me crois donc autorisé à admettre que la source de la zoïcité se trouve dans les parties des centres nerveux qui sont en jeu

pendant l'accomplissement des actes de la volonté, c'est-
à-dire que ces centres nerveux président alternativement,
tantôt à la vie animale volontaire, tantôt à la production
de zoïcité. Cet agent physique doit, comme tous les
autres agents de ce genre que nous connaissons, se modifier, se transformer en une autre force, en chaleur
peut-être ; il faut donc qu'à son tour il soit régénéré pour
entretenir la vie à laquelle il est nécessaire, comme nous
l'avons déjà prouvé. Ce raisonnement en fait naître un
autre. Comme tout se renouvelle dans les éléments
anatomiques des animaux, la force vitale est en lutte
constante pour réparer les pertes éprouvées. Certains
organes doivent présider à ces réparations. Si ces organes
ne se fatiguaient et ne s'usaient pas eux-mêmes à la
longue, les animaux n'éprouveraient jamais les infir-
mités de la vieillesse, qui ne sont autre chose que le
résultat de perturbations dans les procédés réparateurs.
Il s'ensuit qu'en ménageant les réparations, on éloigne
la vieillesse, et qu'on peut gagner sur elle un mois par
an en employant tous les jours deux heures de moins à
réparer les pertes de zoïcité et de force vitale en général.

D'après mes expérimentations sur les lapins et sur ma
propre personne, il est certain aujourd'hui que la composition d'un lit peut avoir une grande influence sur la
santé de celui qui y repose, et que son choix est d'une
importance réelle, surtout pour les malades.

L'éveil une fois donné sur cette question, on a souvent
occasion de faire des observations intéressantes. J'en
citerai quelques-unes. Un de mes amis a usé ses forces
vitales par un séjour de douze ans sur des terrains paludéens insalubres. Il n'est pas malade, il n'est qu'affaibli,

et ne jouit plus de la quantité de vitalité qui correspondrait à son âge; il lui faut une grande résolution pour entreprendre le moindre travail, même pour sortir de chez lui. Je lui ai conseillé de faire usage d'un lit végétal, et, à ma grande surprise, il m'a répondu que depuis deux ans il couchait sur du crin végétal et s'en trouvait très-bien. Il avait remarqué en automne, lorsqu'il se rendait dans le Midi pour éviter les rigueurs de nos froids, qu'il reposait mieux dans certains lits que dans d'autres. Vérification faite, il s'est trouvé que les lits qui lui convenaient si bien avaient des matelas de crin végétal. et en établissant des comparaisons, il a constaté que les matelas de laine et de crin de cheval lui étaient défavorables, qu'ils l'épuisaient. Cette observation ne pouvait être faite que par une personne très-affaiblie. J'ai observé depuis que les jeunes gens, qui éprouvent généralement une sorte de besoin instinctif de dissiper de la vie, reposent mieux sur le crin de cheval que sur une couche végétale. Quant à moi, qui ne suis plus jeune, quoiqu'encore robuste. je m'explique aujourd'hui pourquoi je me trouvais si délicieusement reposé, et dans de si bonnes dispositions matinales chaque fois que, par caprice, j'avais passé la nuit sur des nattes de jonc au lieu de me coucher sur mon matelas de laine.

XIII.

Expériences et observations diverses

Je réunis dans ce chapitre des expériences et des observations que je n'ai pas mentionnées dans les chapitres précédents.

§ 1ᵉʳ.

J'ai couché sur le dos, dans une gouttière légère de bois de sapin, un lapin mâle très-bien portant, et, après l'avoir solidement fixé en place au moyen d'attaches qui le prenaient par les quatre pattes, j'introduisis à demeure un thermomètre dans le rectum, et j'enveloppai un autre thermomètre dans le lobe de l'oreille gauche de l'animal. Le lapin n'avait pris aucune nourriture depuis quatre heures ; sa digestion était donc très-avancée. L'air ambiant se trouvait à la température de 18° c.

La position si anormale de l'animal devait être une cause de refroidissement spontané. car le ventre. bien moins fourni de poils que le reste du corps, était à découvert. Je laissai par conséquent s'écouler une heure avant de commencer mon expérience. Le thermomètre placé dans le rectum, qui marquait d'abord 39°,4, descendit à 37°,8, et celui de l'oreille descendit de 24° à 20°. J'isolai alors la gouttière sur une plaque de tôle de fer bien décapée, et mis la patte antérieure droite de l'animal en communication avec le conducteur de soie d'un de mes condensateurs atoniques, décrits dans le chapitre VIII. Je donnai la préférence à celui dont le circuit électrique traverse le chloroforme, et est formé de fil de platine avec un interrupteur de fil de fer.

Je ne tardai pas à m'apercevoir que les mouvements péristaltiques des intestins étaient exaltés, car on voyait se former sur le ventre de fortes saillies qui se promenaient assez rapidement sur toute l'étendue de la portion abdominale; en même temps le thermomètre du rectum descendit d'abord d'un dixième de degré toutes les trois minutes, puis de la même quantité dans l'espace de deux minutes, puis enfin très-exactement d'un dixième de degré par minute. Cet abaissement de température se produisit en 45 minutes, après lesquelles le thermomètre ne marqua plus que 35°,6. La température du rectum était donc descendue de 2°,2 en trois quarts d'heure. Je continuai d'observer le thermomètre pendant un quart d'heure; il demeura stationnaire. Le lapin ne paraissait pas souffrir, il respirait tranquillement et semblait dormir; mais la superficie de son corps était très-froide, ses oreilles se trouvaient à la température de l'air ambiant, restée à 18°, et lorsqu'on appliquait les mains sur son corps, on éprouvait une sensation analogue à celle que produit l'attouchement d'un cadavre. L'idée me vint alors de provoquer une crise dans le foie. A cet effet, je laissai fonctionner mon appareil, mais je procurai une issue à l'atonicité par l'application sur le côté droit du lapin, immédiatement au dessous des côtes, d'un tampon de toile de coton de 6 centimètres de diamètre. J'interposai une lame de tôle de fer entre le tampon et la gouttière. Enfin, une écharpe de laine établissait une communication entre le parquet de bois de sapin et le tampon. L'écharpe, guidée par une lame de fer, n'avait aucun point de contact avec la gouttière. De cette manière, toute condensation d'atonicité cessait dans le corps du lapin ; en revanche, il s'établissait dans l'animal un fort courant de cet agent physique, courant qui entraînait une certaine quantité de zoïcité, et cette dernière, arrêtée par le tampon de coton, devait se condenser dans la région du foie. Douze minutes après l'établissement de ce courant, le thermomètre était remonté à 36°, et les mouvements péristaltiques des intestins n'étaient plus visibles. A ce moment, un tremblement convulsif se produisit dans les cuisses et dans le cou du lapin. Le cœur se mit à battre avec une grande violence ; à toutes les artères on pouvait compter 166 très-fortes pulsations. Après avoir laissé cet état durer 30 minutes, j'enlevai l'appareil atonique ainsi que le tampon de coton, et j'établis au moyen de l'écharpe une communication entre la gouttière et le parquet. Les tremblements des membres et les battements de cœur ne cessèrent pas, et le thermomètre demeura à 36°. Au bout de 35 minutes, j'essayai de calmer cette fièvre, en condensant de nouveau une grande quantité d'atonicité dans le corps de l'animal. Je remis l'appareil atonique en place, je rétablis la communication, et j'isolai de nouveau la gouttière. En peu de minutes, le thermomètre redescen-

dit à 35°,6. En même temps, les mouvements péristaltiques des intestins redevenaient visibles ; les battements
du cœur persistaient, et les tremblements convulsifs
envahissaient tout le corps. J'avais poussé trop loin le
refroidissement du sang, et l'irritation produite dans la
région du foie ne pouvait se dissiper en quelques minutes. Au bout d'un quart d'heure, je me décidai à
laisser le lapin se réchauffer naturellement. J'enlevai de
rechef l'appareil atonique, et mis toutes les extrémités
de l'animal en communication avec le parquet à l'aide
de forts et larges rubans. Dans l'espace d'une heure, le
thermomètre remonta peu à peu à 36°,8. L'abdomen
s'était plus largement étalé ; on ne distinguait plus à sa
surface aucun mouvement intestinal, et les battements
du cœur avaient diminué à tel point, qu'il me fut impossible de compter les pulsations, et, quand j'appliquais
mes mains sur le corps de l'animal, je retrouvais une
chaleur presque normale. Je rendis alors la liberté au
lapin, qui se mit aussitôt à manger avec avidité.

Pour bien réussir dans ces sortes d'expériences, il convient de les faire par un temps très-sec, pour réduire,
autant que possible, la déperdition d'atonicité. On devra
opérer, autant que possible, sur des lapins encore jeunes,
du poids de 1,500 grammes au maximum.

Les Drosera nous ont permis de constater que, lorsque
l'atonicité domine la zoïcité, celle-ci perd ses propriétés
irritantes. Nous savons aussi que, si l'on diminue la
proportion d'atonicité chez un lapin, il finit par devenir
diabétique, ou, en d'autres termes, qu'une soustraction
d'atonicité opérée chez un animal, a pour résultat de
stimuler fortement ses sécrétions, et par conséquent. les
combustions dont son organisme est le théâtre. Une

augmentation d'atonicité doit produire un effet inverse. c'est-à-dire diminuer les sécrétions et la production de chaleur. C'est effectivement ce qui a lieu, et ce qui explique le résultat de l'expérience qui fait le sujet de ce paragraphe.

L'expérience inverse, celle qui consiste à stimuler les sécrétions par la soustraction d'atonicité opérée en utilisant le pouvoir absorbant de l'albumine, ne peut se faire en quelques heures d'une manière bien concluante. Ce n'est que peu à peu, et au bout de quelques jours. que l'on peut constater des écarts considérables.

§ 2.

En traitant des propriétés zoïques et atoniques des principes immédiats organiques, j'ai prouvé que la laine. les poils et le crin de cheval sont zoïsables. J'ai à ajouter ici un fait intéressant. En plaçant de petits paquets de cheveux et de poils de la barbe sur des feuilles de Drosera très-légèrement zoïsées et ayant par conséquent des propriétés physiques inverses des Drosera normales. j'ai observé que les cheveux seulement faisaient se contracter les cils; les poils de la barbe n'avaient aucune action sur eux. Les cheveux seraient donc plutôt atoniques que zoïques, et pourraient bien avoir pour mission de favoriser l'écoulement d'un excès d'atonicité qui pourrait embarrasser le cerveau dans ses perceptions. Toute perception est due à une impression produite sur une fibre ou une cellule nerveuse; or, un excès de zoïcité augmente la vivacité des perceptions et un excès d'atonicité la diminue au contraire. C'est ainsi que je m'explique l'anesthésie complète qui abolit toute espèce de perception. Dans l'anesthésie par asphyxie, par exemple, le sang veineux avec toutes ses propriétés physiques atoniques envahit les artères; la zoïcité finit par ne plus dominer nulle part, il s'opère une neutralisation complète des deux agents l'un par l'autre, et leur faculté irritante est annulée. (*) Lorsqu'un asphyxié revient à la vie et recommence à respirer, les parties de son corps qui reçoivent le premier sang artériel sont celles qui recouvrent les premières la faculté de sentir.

Dans l'anesthésie produite par l'aspiration d'agents anesthésiques, l'équilibre atono-zoïque du sang veineux et du sang artériel s'établit aussi très-rapidement, car la zoïcité, toujours dominante dans les artères tant que l'animal est dans son état normal, se trouve bientôt dominée elle-même par l'atonicité, grâce à la propriété qu'ont l'éther et surtout le chloroforme de dégager spontanément des quantités prodigieuses d'atonicité. Dans le cas qui nous occupe, cet agent a sur le sang artériel une influence d'autant plus efficace que l'éther et le chloroforme absorbés pendant la respiration passent directement dans les artères et se répandent dans tout le corps avec une grande rapidité sans perdre aucune de leurs propriétés physiques et chimiques.

La preuve de la justesse de cette hypothèse serait très-importante, car elle nous montrerait dans la zoïcité un intermédiaire obligé entre l'agent extérieur impressionnant et la fibre nerveuse qui reçoit l'impression. J'ai entrepris à ce sujet une série d'expériences que voici.

J'ai cherché avec la pointe d'un scalpel la place la plus sensible de la face antérieure de mon avant-bras gauche, et me suis appliqué en cet endroit, sans pression, un

(*) Voir les chapitres I et II.

petit tampon de soie faisant partie du conducteur de mon condensateur atonique au chloroforme. (*) M'étant isolé sur une plaque de tôle, j'ai fait fonctionner l'appareil, et au bout d'une demi-heure je constatai qu'à l'endroit par lequel le courant atonique avait pénétré dans mon corps, la sensibilité avait diminué d'une manière très-appréciable. Je répétai plusieurs fois cette expérience en faisant précéder l'atonisation de l'application sur la place déterminée d'une boîte en tôle de fer mince remplie d'albumine du sang très-neutre, dont l'action avait pour but de provoquer une diminution locale de la zoïcité par absorption. Je ne réussis guère mieux que dans mon premier essai. L'idée me vint alors que les artères doivent forcément être entourées de tissus mauvais conducteurs de l'atonicité, car, s'il n'en était pas ainsi, les veines qui accompagnent toujours les artères inonderaient ces dernières de leur atonicité, et le grand contraste des propriétés physiques respectives du sang rouge et du sang noir ne saurait exister. (**) L'atonicité ne pouvait donc envahir les artères qu'en y pénétrant par les poumons comme l'éther et le chloroforme. J'attachai par conséquent à mon condensateur atonique des cordons de soie assez longs pour pouvoir former avec leur extrémité une petite pelote très-lâche. Je me plaçai cette petite pelote devant les dents en la maintenant entre les lèvres, de sorte qu'en respirant par la bouche, l'air était obligé de passer entre les fibres de la soie atonisée. Je ne tardai pas à être pris d'un vertige étourdissant, et j'interrompis mon expérience. Je n'étais d'ailleurs pas satisfait de mon installation, car je recevais l'atonicité de troisième main,

(*) Voir chapitre VIII.
(**) Voir chapitre V.

puisqu'elle passait du fil de platine dans les cordons de soie, et des cordons de soie dans la pelote, avant de rencontrer mon corps. Je combinai les moyens de prendre l'atonicité directement sur le platine et d'employer à entraîner l'agent physique jusque dans mes poumons un meilleur véhicule que l'air atmosphérique pur et sec.

Je donnai à un fil de platine la forme d'un ressort de montre, et, ayant disposé cette spirale dans un plan vertical, je la fis entrer, près de l'interrupteur en fer, dans le circuit électrique d'un condensateur atonique. J'établis à cinq centimètres derrière la spirale un appareil d'inhalation, dans lequel la pulvérisation des liquides se faisait par le moyen d'un jet de vapeur d'eau à haute pression.(*) De cette manière, la vapeur d'eau refroidie et l'eau pulvérisée se tamisaient à travers les tours de spire rapprochés du fil de platine, et lui enlevaient son atonicité. Je me plaçai devant l'appareil, de manière à ce que ma bouche se trouvât à peu de distance en face de la spirale, et commençai à aspirer l'eau pulvérisée et atonisée. Je ne tardai pas à éprouver une grande sensation de bienêtre dans les poumons, et je pense qu'une inhalation de ce genre pourrait beaucoup soulager les malades atteints de bronchite ou d'affections de la poitrine en général, car l'atonicité calme toutes les irritations. Au bout d'un quart d'heure, je m'isolai sur une plaque de tôle de fer et continuai l'inhalation. Alors seulement je commençai à constater un peu d'étourdissement et une légère diminution de sensibilité.

Cette expérience laissait, comme les premières, beaucoup à désirer. En premier lieu, je n'aspirais que la moitié de l'eau pulvérisée; de plus, toute l'eau atonisée

(*) Appareil d'inhalation du Dr Sieglé.

qui était produite pendant l'acte de l'expiration, était perdue pour moi ; je n'utilisais donc que le quart de l'atonicité fournie par l'appareil. Il fallait disposer ce dernier dans de meilleures conditions encore. A cet effet, j'enroulai en spirale autour d'un fil de platine, sur une longueur d'un mètre et demi, un cordon de soie d'un millimètre de diamètre ; puis, de six centimètres en six centimètres, je repliai ce fil, ainsi isolé, sur lui-même, de manière à en former un paquet cylindrique lâche. J'introduisis ce paquet dans un tube en tôle de fer de sept centimètres de long sur deux centimètres de diamètre. Les extrémités non isolées du fil de platine avaient un mètre de longueur et sortaient par le bas du tube de fer. Afin de pouvoir manier ces deux fils, sans occasionner aucune déperdition d'atonicité, j'enfilai des perles de verre sur toute leur longueur. Enfin, je fis passer par ce petit appareil le circuit électrique de mon condensateur atonique. En aspirant par la bouche à travers le tube de fer et faisant passer les gaz expirés par le nez, aucune atonicité ne pouvait se perdre, parce qu'elle se dégageait pour ainsi dire dans la bouche même.

Ici se présentait la question de savoir si la vapeur d'eau constituait un véhicule convenable pour entraîner l'atonicité dans les poumons, et pour la faire passer dans le sang. Les poumons ne doivent pas absorber de vapeur d'eau, puisqu'au contraire ils en exhalent. L'expérience précédente m'a bien prouvé que la vapeur d'eau atonisée cède de l'atonicité aux poumons, mais il est possible qu'elle ne leur en abandonne qu'une faible partie, et qu'une forte proportion d'atonicité se trouve rejetée avec la même vapeur d'eau pendant l'acte de l'expiration. Il fallait, dans ce cas, trouver un véhicule atonisable, capable de passer lui-même dans le sang et d'y entraîner l'atonicité. J'ai naturellement songé tout d'abord aux vapeurs d'alcool, et j'ai fait les cinq expériences suivantes avec mon nouvel appareil.

Première expérience. — De l'eau tiède pulvérisée, respirée par le tube de fer, à travers le paquet de soie atonisée, a produit en vingt minutes à peu près l'effet obtenu dans l'expérience précédente, c'est-à-dire un peu d'étourdissement.

Deuxième expérience. — J'ai placé au fond d'un verre à bordeaux cinq grammes d'alcool, puis, appuyant l'extrémité du tube de fer sur le bord du verre, j'ai aspiré de cette manière de l'air qui ne renfermait que quelques millièmes de vapeur d'alcool. Au bout de dix minutes, je constatai dans la tension des muscles opposés des hanches et du bassin la rupture d'équilibre que j'ai décrite dans la première partie de cette étude. Au bout de vingt minutes, j'étais fortement étourdi, et ma sensibilité avait beaucoup diminué.

Troisième expérience. — J'ai respiré par le même tube la même quantité d'air et de vapeur d'alcool, sans l'intervention de l'atonicité. Cette faible proportion d'alcool non atonisé n'a produit aucun effet sur moi.

Quatrième expérience. — J'ai imbibé les cordons de soie qui garnissent le fil de platine logé dans l'intérieur du tube de fer avec quatre centimètres cubes d'alcool rectifié, que j'ai renouvelés trois fois dans le cours de l'expérience, et, après avoir fait fonctionner le condensateur atonique, j'ai isolé sur du fer un ouvrier robuste et l'ai fait respirer à travers le tube de fer. Il aspirait de cette manière un air plus riche en alcool que celui de l'expérience précédente. J'avais eu la précaution de constater son degré de sensibilité, en l'engageant à se piquer lui-même avec une aiguille à la partie antérieure de l'articulation de la main. L'ouvrier, fort buveur, n'éprouva au bout de vingt minutes qu'un faible étourdissement, mais lorsqu'à ce moment il se piqua avec l'aiguille, dont la pointe venait de lui causer une vive douleur, il fut très-surpris d'être devenu presque insensible à ses piqûres.

Cinquième expérience. — L'alcool non atonisé, respiré par le même ouvrier, ne lui causa pas plus d'effet que s'il avait bu un verre de vin; sa sensibilité demeura normale.

Dans mes diverses expériences je n'ai jamais réussi à m'étourdir au point de perdre entièrement conscience de moi-même; cela doit tenir à ce que mes appareils sont trop faibles. Cette étude aura vu le jour avant que j'aie à ma disposition des appareils plus puissants. Cependant, la diminution de sensibilité produite par l'atonicité introduite dans les poumons me semble si bien établie par mes expériences, que je crois pouvoir considérer dès aujourd'hui l'atonicité comme un anesthétique.

§ 3.

Depuis que j'ai trouvé le condensateur atonique, je n'ai pas encore eu l'occasion de faire d'observations, ni sur des cas de fièvres intermittentes, ni sur des cas de névralgie. Cependant j'ai commencé une étude sur les rhumatismes, et je me fais un devoir de communiquer ici mes premières observations à cet égard.

Lorsqu'on isole sur du fer une personne affectée de douleurs rhumatismales dans l'épaule gauche, qu'on attache le conducteur de soie du condensateur atonique au bas de la jambe droite du malade, et qu'on fait sortir durant une demi-heure ou une heure le courant atonique par un tampon de coton qu'une autre personne appuie avec les mains sur la place douloureuse, le malade se sent soulagé pendant l'opération; mais, lorsqu'on enlève la plaque isolante, et qu'on arrête le courant atonique, l'atonicité se dissipe peu à peu, et au bout de quelques heures les douleurs reparaissent, beaucoup plus intenses que jamais. Si, au contraire, on s'abstient d'isoler le malade, et si, après avoir fixé à l'aide de fils de fer légers le même tampon de coton sur le siége de la douleur, on met ce tampon en communication avec le conducteur d'un condensateur atonique, le malade éprouve en moins d'une heure un grand soulagement, et la douleur ne revient que peu à peu, au bout de quelques jours seulement.

Dans le premier cas, le courant atonique, en traversant presque tout le corps, entraîne une certaine quantité de zoïcité, qui, arrêtée par le coton, s'accumule dans les organes recouverts par le tampon, et augmente l'irritation. Dans le second cas, l'atonicité, pénétrant par la place douloureuse, lui enlève de la zoïcité qui se trouve entraînée vers les parties inférieures du corps, et s'accumule dans les pieds, par lesquels l'atonicité trouve son écoulement dans le parquet. On a l'occasion de constater cette accumulation de zoïcité dans les pieds chaque fois que, dans le courant de l'après-midi, on s'est soumis à plusieurs reprises, sans s'être isolé, à l'action de l'atonicité. La nuit d'après, lorsqu'on est tranquillement couché dans son lit,

on éprouve toujours des fourmillements ou des tiraille-
ments nerveux dans les pieds.

§ 4.

L'atonicité modère les combustions et les sécrétions de
la vie animale ; elle guérit les fièvres intermittentes et
permet même à l'homme qui ne cesse de se maintenir
dans des conditions atoniques convenables, de séjourner
impunément dans une atmosphère paludéenne. J'ai des
motifs d'être fermement convaincu qu'on possédera là
un excellent préservatif en temps d'épidémie. Je citerai
ici quelques observations qui plaident en faveur de cette
manière de voir. Ainsi, lors de l'invasion du choléra en
1854 et en 1865, pas un seul ouvrier tanneur de Barcelone
ne fut atteint par le fléau ; or, les tanneries sont de puissantes sources d'atonicité. Plusieurs de mes amis qui,
durant six semaines, se trouvèrent tous les jours en contact avec des cholériques, avaient pris instinctivement la
précaution bizarre de mettre de la fleur de soufre dans
leurs chaussures: ils ont tous été épargnés, et je suis
tenté d'attribuer l'immunité dont ces personnes ont joui
à ce que la fleur de soufre, dans ces conditions, dégage
beaucoup d'atonicité. A la même époque, un autre de
mes amis, qui demeurait sur une hauteur, au milieu
d'un air très-pur, commit l'imprudence d'aller chasser au
bord de la mer, sur des terrains paludéens très-zoïques.
En rentrant chez lui, il fut attaqué du choléra, et mourut
au bout de cinq heures.

Si à cette époque j'avais déjà connu l'atonicité, j'aurais
pu faire des études fort intéressantes et rendre peut-être
de grands services à mes semblables.

J'ai lu dans le livre de M. Colin sur les fièvres de Rome
que le Ghetto qui, par sa situation, son mauvais entretien
et surtout la malpropreté bien connue de ses habitants,
devrait être un foyer d'infection, est au contraire l'endroit de Rome où les fièvres sont le moins fréquentes. Je
crois que cette anomalie doit être attribuée précisément
à l'extrême malpropreté du Ghetto, où l'air des habita-
tions est sans doute atonisé par les exhalaisons ammonia-
cales et sulfureuses. Je pense aussi que dans les salles
d'hôpitaux, où règne le plus souvent une propreté irré-
prochable, mais où l'agglomération des malades peut
contribuer à communiquer un peu trop de zoïcité à
l'atmosphère, il serait peut-être utile d'évaporer de
temps en temps un peu d'eau dans laquelle tremperait
le conducteur d'un condensateur atonique. On respire
délicieusement dans un appartement dont l'atmosphère
a été préparée de cette manière ; l'air y semble plus frais
qu'il ne l'est en réalité, et la poitrine se dilate sous son
influence comme en pleine campagne.

§ 5.

J'ai déposé des cubes de corne sur un œuf pondu depuis
plusieurs jours. Au bout de six heures, j'ai constaté au
moyen des feuilles de Drosera que ces cubes étaient
seulement zoïsés et que l'atonicité y faisait presque complètement défaut. A l'état a, ils ne provoquaient qu'une
contraction excessivement faible des cils ; à l'état b, la
contraction était forte, et, à l'état c, elle était nulle. J'ai
obtenu exactement le même résultat, en déposant sur le
contenu d'un œuf des cubes de corne placés dans une
petite capsule de platine bien neutralisée.

L'expérience démontre que la zoïcité, quand elle est assez abondante, peut envahir un corps au point de ne laisser aucun accès à l'atonicité. Les œufs se trouvent donc complètement saturés de zoïcité. L'expérience ci-dessus prouve en outre que la coque de l'œuf est très-bonne conductrice de cet agent physique.

Pendant l'incubation, l'atonicité ne peut commencer à devenir très-sensible que lorsqu'une partie du jaune et de l'albumine a été absorbée par la vie active, le troisième jour déjà, quand la circulation du sang à globules rouges commence, et que la respiration et la combustion sont bien établies. A partir de cette période, la proportion de l'atonicité va en augmentant de jour en jour, jusqu'au moment de l'éclosion.

La grande mortalité que j'avais observée dans le temps parmi des œufs mis en contact avec des masses considé-rables d'albumine desséchée, et soumis à l'incubation artificielle, n'avait d'autre cause que l'appauvrissement en zoïcité et en atonicité, occasionné par le passage de ces deux agents dans l'albumine sèche, qui s'était en partie neutralisée par l'effet de la dessiccation.

XIV.

CONCLUSIONS

D'après les recherches expérimentales mentionnées dans ce travail, il n'est plus permis de douter un seul instant de l'existence des deux agents physiques nouveaux, la *zoïcité* et l'*atonicité*.

La zoïcité fait partie des agents physiques qui jouent un rôle actif dans les phénomènes de la vie animale. Chaque fois que l'on constate la présence de la zoïcité en dehors du règne animal, que ce soit dans les plantes ou dans les corps inorganiques, elle leur a été fournie par les animaux qui seuls jouissent de la faculté d'engendrer cet agent.

La zoïcité est nécessaire aux plantes pour l'accomplissement de l'acte de la fécondation, et c'est au règne animal que les végétaux empruntent cette zoïcité.

L'atonicité est beaucoup plus répandue dans la nature que la zoïcité. Elle se dégage spontanément et d'une manière continue de beaucoup de végétaux vivants ou desséchés. Elle se dégage de même de la plupart des

essences, d'un grand nombre de produits chimiques, et
est surtout produite en très-grande abondance par la
combustion des hydrocarbures.

La zoïcité possède une très-faible tension ; mais, quand
elle est alliée à l'atonicité, elle peut participer de la tension bien supérieure de cette dernière.

L'atonicité et la zoïcité sont facilement entraînées par
la chaleur, ainsi que par l'électricité. Entraînés par l'électricité dynamique, les deux nouveaux agents participent
de la tension de cette dernière.

Dans la vie animale, la zoïcité excite les sécrétions et
les combustions ; l'atonicité modère cette excitation.

Quand la zoïcité domine trop dans un organe, elle y
produit de l'irritation et occasionne la fièvre. Si, dans ce
cas, on fait intervenir artificiellement l'atonicité en quantité suffisante, celle-ci calme l'irritation et la fièvre, et fait
le plus souvent disparaître l'une et l'autre.

Le sulfate de quinine ne guérit les fièvres intermittentes que parce qu'il dégage spontanément beaucoup
d'atonicité. Lorsqu'on fait pénétrer dans le corps d'un
fiévreux une quantité suffisante d'atonicité, en écartant
toute intervention des forces chimiques, le malade guérit
tout aussi bien que s'il avait avalé du sulfate de quinine.

L'étude de la zoïcité et de l'atonicité, bien qu'à peine
ébauchée, constitue déjà une nouvelle branche de la
science qui nous mettra à même de mieux connaître les
fonctions du système nerveux, et d'agir sur elles dans des
cas pathologiques. Enfin, la découverte de nouveaux
principes et de nouvelles lois doit inévitablement con-
duire à des applications d'une grande portée.

Mulhouse. — Imprimerie Veuve Bader & Cie

ADDITIONS

ADDITIONS

Condensateur atonique.

Quand je fis les expériences relatées dans le chapitre VIII (2ᵉ partie), je n'avais que depuis peu de temps
à ma disposition un appareil auquel j'ai donné le nom
de *condensateur atonique*. Comme cet appareil est appelé
à jouer un rôle très-important en médecine, je résume-
rai ici, pour plus de clarté, ce que j'en ai déjà dit dans ce
chapitre.

Le condensateur atonique est basé : 1° sur la propriété
que possède l'électricité dynamique d'entraîner l'atonicité qu'elle rencontre sur son passage ; 2° sur la propriété
qu'ont certains métaux d'être très-bons conducteurs de
l'atonicité, tandis que d'autres en sont absolument mauvais conducteurs. Or, lorsqu'on fait passer un circuit
électrique par un fil métallique bon conducteur de l'atonicité, et que ce fil lui-même est disposé de manière à
traverser une source d'atonicité quelconque, cet agent
physique est entraîné par le courant électrique ; si l'on
fait passer le circuit électrique, du côté du pôle négatif,
par un métal non conducteur de l'atonicité, cette dernière s'accumule d'une manière extraordinaire à l'en-

droit où son écoulement se trouve brusquement intercepté.

Le condensateur atonique se compose donc : 1° d'une pile électrique d'un ou de plusieurs éléments; 2° d'un vase de verre ou de porcelaine renfermant une dissolution assez concentrée de bisulfate de quinine, du chloroforme ou tout autre liquide possédant la propriété de dégager de l'atonicité; 3° d'un fil de platine isolé, plus ou moins long, et enroulé soit en spirale, soit en forme de pelote lâche. L'une des extrémités du fil de platine est mise en communication avec le pôle positif de la pile; la partie enroulée en spirale ou en pelote est immergée dans le liquide d'où émane l'atonicité; enfin, l'autre extrémité du fil de platine est mise en communication avec un fil de fer qui va lui-même se relier au pôle négatif de la pile. Un cordon de soie d'un mètre de longueur et d'un centimètre d'épaisseur est fixé au fil de platine, tout près de sa jonction avec le fil de fer; ce cordon de soie se termine par un tampon de coton ou de laine, ou mieux encore, par une petite éponge de 5 à 6 centimètres de diamètre. Le tampon, ou l'éponge, est encadré dans un cercle en fil de fer, fixé lui-même au bout d'une tige de même métal.

L'opérateur saisit d'une main la tige mauvaise conductrice de l'atonicité, et applique le tampon sur la partie du corps par où doit pénétrer le courant atonique.

On peut, suivant les circonstances, varier les applications du condensateur atonique. Pour s'inonder le corps d'atonicité, il suffit de s'isoler sur des plaques de tôle de fer, en se tenant debout ou assis sur une chaise, et de saisir d'une main le cordon de soie du condensateur. On peut aussi, étant ainsi isolé, humecter légèrement l'éponge et respirer à travers cette dernière en se l'appliquant contre la bouche; dans ce cas, l'atonicité pénètre avec l'air humide directement dans les poumons. S'il s'agit de faire passer un courant d'atonicité à travers le corps ou par une partie du corps seulement, on applique le tampon qui termine le conducteur en soie sur l'endroit du corps par où le courant doit pénétrer, et, à la place où le courant doit avoir son issue, on applique un autre tampon qu'on met en communication avec le parquet. Dans ce dernier cas, comme dans le premier, il convient d'être isolé sur du fer. On peut enfin faire passer à travers le corps le circuit électrique de l'appareil; il suffit pour cela de séparer le fil de platine du fil de fer, d'appliquer le premier sur une région donnée du corps, et de mettre une autre partie de celui-ci en contact avec le second. Dans ce cas, un courant constant d'électricité traverse le corps, dans lequel il se produit une grande accumulation d'atonicité.

Comment se comportent les métaux les plus usuels vis-à-vis de l'atonicité et de la zoïcité.

Pour construire des appareils condensateurs de l'atonicité, ainsi que pour arriver à se guider plus sûrement dans un grand nombre d'expériences physiologiques ayant pour but d'étudier l'action de l'atonicité et de la zoïcité, il est très-utile de connaître les métaux bons conducteurs de ces deux agents physiques et les métaux qui peuvent les isoler. J'ai fait à cet effet une série d'expériences sur les Drosera, et, pour ce qui concerne l'atonicité, j'en ai contrôlé le résultat par mes propres sensations. J'ai groupé les métaux d'après leurs propriétés physiques nouvelles, et j'ai été surpris de trouver réunis dans ce groupement des métaux qui, en chimie, diffèrent entre eux par des propriétés bien distinctes, par exemple l'étain, le cuivre, le fer et l'aluminium.

Voici le résultat de mes expériences :

Les métaux à la fois bons conducteurs de l'atonicité et de la zoïcité sont : l'or, l'argent, le platine, le plomb et le cadmium.

Les métaux bons conducteurs de la zoïcité et mauvais conducteurs de l'atonicité sont : l'étain, le fer et l'aluminium.

Le zinc est mauvais conducteur de la zoïcité, et très-bon conducteur de l'atonicité.

Le cuivre est à la fois mauvais conducteur de la zoïcité et de l'atonicité.

Les métaux mauvais conducteurs de l'atonicité sont : le cuivre, l'étain, le fer et l'aluminium.

Enfin les métaux bons conducteurs de l'atonicité sont : l'or, le platine, l'argent, le plomb, le bismuth, l'antimoine, le cadmium et le zinc.

Le laiton, étant composé d'un métal mauvais conducteur et d'un métal bon conducteur de l'atonicité, est lui-même conducteur de cet agent en raison des proportions de l'alliage.

La difficulté qu'on éprouve à convertir le bismuth et l'antimoine en plaques très-minces m'a empêché jusqu'à présent d'étudier les propriétés de ces deux métaux par rapport à la zoïcité.

Névralgies.

Depuis que je possède le condensateur atonique, j'ai eu l'occasion d'étudier deux cas de névralgie. L'application du tampon sur la région douloureuse ne produisit qu'un soulagement passager. Par cette application, je me proposais de neutraliser avec de l'atonicité l'accumulation locale de zoïcité, que je considère comme étant la cause première de la douleur. Or, comme c'est le sang artériel qui doit fournir cet excès de zoïcité, et, comme les tissus des artères doivent être mauvais conducteurs de cet agent (2e partie, p. 139), pour mieux faire pénétrer l'atonicité dans les artères, j'essayai de l'administrer, par inhalation, dans les poumons. J'obtins par ce moyen un succès complet; la douleur disparut sans retour en moins d'un quart d'heure. Ce résultat fut tellement net et prompt, que je ne doute pas de le voir se confirmer pour tous les cas de névralgie possibles. On pourra donc à l'avenir combattre cette affection et la réduire à l'aide de moyens purement physiques, qui excluront l'usage des sels de quinine.

Parti utile que l'on peut tirer, pour les études physiologiques, des propriétés des feuilles de Drosera.

Dans les chapitres VIII et XIII, me fondant sur la propriété que possède l'atonicité de pouvoir entraîner la zoïcité, je conclus que, lorsque le corps d'un animal est traversé par un courant d'atonicité, la zoïcité doit diminuer dans la partie du corps par laquelle pénètre le courant, et qu'elle doit s'accumuler, au contraire, dans celle par laquelle le courant d'atonicité s'écoule dans un corps mauvais conducteur de la zoïcité. Les expériences que j'ai faites depuis sur les Drosera, dans le but de contrôler l'exactitude de cette conclusion théorique, l'ont pleinement confirmée.

Expérience. — Je me suis servi pour cette expérience d'une touffe de Drosera suffisamment atonisée pour ne pas être trop fortement impressionnée par les corps zoïsés. La corne, préalablement tenue entre les doigts, ne produisit pas la contraction totale et crispée des cils. Après avoir zoïsé des cubes de corne pendant une minute et demie, les uns entre le pouce et l'index de la main gauche, les autres entre le pouce et l'index de la main droite, je les déposai sur des feuilles de Drosera, et ils donnèrent lieu à la contraction *a* 6, c'est-à-dire un peu plus de la moitié de la contraction totale. Je me plaçai alors devant un condensateur atonique, et m'isolai sur des plaques de fer; je saisis entre le pouce et l'index de la main gauche un petit tampon de coton qui terminait· le conducteur en soie de l'appareil, puis je pris entre le pouce et l'index de la main droite un autre tampon qui communiquait avec le parquet par l'intermédiaire d'un large ruban de fil, et restai dans cette position pendant une demi-heure; un courant d'atonicité pénétrait donc dans mon corps par la main gauche, et s'écoulait dans le parquet par la main droite. Deux minutes après avoir interrompu toute communication avec l'appareil atonique, je saisis simultanément avec le pouce et l'index des deux mains, des cubes de corne neutres, préparés d'avance et placés dans des plis de papier à cigarette. Après une minute et demie de contact, je déposai ces cubes dans les trois états *a*, *b* et *c* sur des feuilles de Drosera. Les contractions obtenués pour la main gauche furent *a* 4, *b* 3, *c* 9, et celles fournies par les cubes de la main droite, *a* 10, *b* 10 et *c* 10. De plus, les feuilles qui renfermaient les cubes *a* et *b* de la main droite, avaient déjà opéré presque toute leur contraction, alors que celle-ci était à peine commencée dans les feuilles qui avaient reçu les cubes de la main gauche.

Un courant atonique de force moyenne avait donc suffi pour diminuer en une demi-heure la zoïcité dans la main gauche, et l'augmenter dans la main droite.

Si, dans cette expérience, au lieu d'écouler l'atonicité par la main droite, dans un tampon de coton, on saisit avec cette main l'une des mains d'une personne non isolée, la zoïcité entraînée, n'étant pas retenue par un corps non conducteur, passe dans le corps de la personne avec laquelle on s'est mis directement en communication. Cette faculté d'inonder de zoïcité ou d'atonicité, soit une personne, soit un animal, au détriment d'une autre personne ou d'un autre animal, peut donner lieu aux expériences les plus variées, et contribuer ainsi à enrichir les connaissances physiologiques. Les applications de ce procédé d'appauvrissement local ou général de la zoïcité, ainsi que la faculté de transmettre cette dernière d'un sujet à un autre, pourront jouer un jour un grand rôle dans l'art de guérir. On arrivera peut-être de la sorte à stimuler ou à modérer à volonté les fonctions d'organes déterminés. Le jeune homme, chez qui la vie déborde, pourra céder une partie de ses facultés stimulatrices au vieillard qui en manque.

J'engage vivement les physiologistes à étudier les effets que l'on peut obtenir à l'aide de cette faculté d'augmenter ou de diminuer à volonté la zoïcité chez tous les êtres du règne animal. Mais je dois prévenir les

médecins qu'il convient d'être prudent dans les expériences qui ont pour but d'augmenter la zoïcité dans une
personne. Trop de zoïcité peut favoriser les irritations
locales. Les poumons, par exemple, sous l'influence
d'une quantité plus que normale de zoïcité, deviennent
très-impressionnables à un brusque changement de
température ; il faut alors, dès l'apparition des premiers
symptômes d'irritation pulmonaire, se hâter d'inonder,
par aspiration, les poumons d'une certaine quantité
d'atonicité, sans isoler le sujet ; l'atonicité pénétrant
dans le corps par les organes de la respiration et s'écou-
lant par les pieds, entraîne la zoïcité vers les membres
inférieurs, et un prompt soulagement survient dans
l'organe affecté. En outre, j'espère prouver bientôt expé-
rimentalement qu'une trop grande abondance de zoïcité
favorise le développement des virus. Cependant, comme
les fonctions de la vie paraissent ne pouvoir s'accomplir
sans le concours de la zoïcité, il convient de maintenir
celle-ci à son niveau le plus favorable, et, dans les cas de
déficit, on peut emprunter la quantité nécessaire de cet
agent physique à une personne ou à un animal, et la
transmettre à un sujet quelconque qui en serait plus ou
moins dépourvu. Un médecin qui voudra céder de sa.
propre zoïcité à un de ses malades, devra s'isoler sur une
plaque de tôle de fer, saisir d'une main le conducteur
d'un condensateur atonique, tandis qu'il promènera
l'autre main sur les bras ou le long des jambes du
malade ; en appliquant la main sur une seule région, on
localiserait la zoïcité transmise, au moins pour un certain temps. Cette légère friction sur les extrémités fait
éviter l'action trop directe de la zoïcité sur les centres
nerveux, ainsi que sur les grands organes sécréteurs, tels

que le foie et les reins. Cependant, le procédé le plus sûr pour faire dominer la zoïcité dans un organe consiste à donner issue à l'atonicité dans la région de cet organe, et à y accumuler la zoïcité en opposant un corps végétal à son écoulement. S'il s'agissait de stimuler les fonctions d'un de ces organes, il faudrait appliquer la main sur la région correspondante. Avec un bon appareil, la durée de ces sortes d'opérations ne doit pas dépasser de trois à six minutes; puis il faut observer l'effet produit sur le patient pendant toute une journée avant de recommencer, car l'action de la zoïcité ne se fait sentir que quand l'excès d'atonicité a eu le temps de se dissiper. S'agit-il, au contraire, de modérer une irritation locale quelconque, on applique directement le tampon, qui termine le conducteur d'un appareil atonique, sur la partie du corps la plus voisine de l'endroit irrité, et on laisse fonctionner l'appareil pendant un quart d'heure ou une demi-heure; l'atonicité joue dans ce cas deux rôles distincts : d'abord elle domine et neutralise en partie l'influence de la zoïcité accumulée dans l'organe affecté, puis elle entraîne une notable partie de cette zoïcité vers la région du corps par laquelle on donne écoulement à l'atonicité, écoulement qui doit toujours se faire par les mains ou par les pieds. Dans la plupart des cas pathologiques, on a tous les jours l'occasion d'employer utilement ce dernier procédé par lequel on fait dominer dans un organe ou dans le corps entier (si on l'isole) la vie végétative, qui, comme mes expériences le démontrent, entretient l'équilibre entre les différentes fonctions de la vie, ce qui doit nécessairement contribuer puissamment au rétablissement de la santé et favoriser l'action des remèdes. Dans les différentes maladies que

la science n'a pas encore réussi à combattre en les atta-
quant dans leur racine, les médecins ont l'habitude de
prescrire des toniques, comme le vin de quinquina, les
sels de quinine, etc. Eh bien! comme presque tous ces
toniques n'agissent que par leur action physique toujours plus ou moins faible, ils pourraient être remplacés
par un courant atonique, qui présente l'immense avantage d'exercer une action plus énergique, tout en régu-
larisant les fonctions des organes de la digestion; ces
derniers sont, en effet, très-souvent irrités par l'action
chimique des toniques pharmaceutiques, au point que,
dans bien des cas, l'action physique salutaire cède le pas
à l'action irritante du remède, qui perd par là son efficacité.

J'ajouterai encore quelques renseignements sur la
manière de transmettre la zoïcité en l'empruntant à des
animaux. Ces renseignements pourront être utiles aux
personnes qui voudraient se livrer à des recherches
physiologiques. Ainsi, on peut appauvrir un animal en
zoïcité, en le mettant en contact par une de ses extrémités avec le conducteur d'un condensateur atonique, et
en collant à l'extrémité opposée, sur la peau de l'animal, à
l'aide d'une dissolution très-épaisse d'albumine du sang,
une corde tressée avec de la laine ayant encore tout son
suint. L'extrémité libre de la corde est fixée de la même
manière sur un second animal chez lequel on désire
déterminer une augmentation de zoïcité; ce second animal doit être placé sur un corps végétal quelconque qui
donne un grand écoulement à l'atonicité, et ne se laisse
pas traverser par la zoïcité. Pendant toute la durée de
l'opération, le grand excès d'atonicité empêche l'accumulation de la zoïcité de se faire sentir dans le second ani-

mal; l'irritation des organes de ce dernier ne se produit que quelques heures après, quand l'excès de l'atonicité a eu le temps de s'écouler.

S'il s'agit de transmettre à une personne une partie de la zoïcité d'un animal, on procède à l'égard de ce dernier comme je l'ai indiqué ci-dessus, puis on fixe à l'extrémité libre de la corde en laine un tampon de laine brute; on saisit ce tampon à l'aide d'un instrument de fer, et on le promène, ou on l'applique à demeure sur le corps de la personne, suivant le but qu'on se propose.

Histologie (*).

Dans le rapide aperçu histologique que j'ai donné sur les Drosera, je fais mention de deux vaisseaux striés recourbés en anses, qui se trouvent dans les glandes des cils. C'est ainsi que je les avais vus dans l'état de contraction maximum; cependant, j'aurais mieux fait de dire que ces vaisseaux affectent généralement la forme de boucles, et constituent dans leur état normal une sorte de pelote; en outre, ils sont le plus souvent doubles. Il est également difficile d'affirmer qu'ils sont réellement striés, car on peut aisément confondre les spires d'une spirale très-fine et très-serrée avec des stries transversales perpendiculaires aux côtés des vaisseaux. Quoi qu'il en soit, ces vaisseaux bouclés se montrent très-contractiles sous l'influence de certaines irritations, Dans l'état normal des cils, l'espèce de pelote formée par ces vaisseaux occupe les sept huitièmes de la hauteur de la glande. Quand les glandes ont subi une forte irritation,

(*) Voir II. P., p. 38.

la masse des vaisseaux striés n'occupe plus que la moitié de la hauteur de la glande. Ce n'est plus alors une pelote que l'on a sous les yeux; on distingue le plus souvent très-clairement les boucles en anses dont nous avons parlé, et je suis de plus en plus convaincu que cette forte contraction, en épaississant les parois des vaisseaux, diminue leur calibre intérieur à tel point que la circulation des sucs végétaux s'y trouve interceptée. Dans les cils en train de se contracter, les vaisseaux antérieurs sont, comme je l'ai déjà dit, beaucoup moins gonflés que les vaisseaux postérieurs; une fois que la contraction est devenue totale, toute glu disparaît, et, si avec le temps les cils se redressent, la glu ne reparaît que quand le redressement est complet.

Dans ma première notice, j'ai négligé de mentionner un fait connu de tous les botanistes, à savoir que, lorsque les cils se sont tous rabattus sur un insecte, le lobe même de la feuille participe de ce mouvement, qu'il se replie sur lui-même et vient envelopper littéralement l'insecte, si ce dernier est petit, et s'est posé au centre du limbe. On s'expliquera ce fait, si l'on considère que les vaisseaux des cils se prolongent dans la feuille.

Il convient d'étudier les particularités histologiques des Drosera snr des plantes élevées depuis un mois ou six semaines dans un appartement. Les feuilles qui se sont développées à l'abri du soleil et du grand air sont alors un peu étiolées, tout en n'ayant rien perdu de leur sensibilité, et les glandes, au lieu de présenter la couleur groseille qui leur est naturelle, sont incolores et transparentes. On fera égalemement bien de reprendre cette étude sur des feuilles vigoureuses qu'on aura laissé sécher à l'air; dans cet état, les vaisseaux de leurs cils peuvent être séparés aisément les uns des autres dans toute leur longueur ; cette séparation se fait même parfois spontanément.

Pour terminer, je citerai encore un fait remarquable. La célèbre plante dite attrape-mouche, la *Dionœa muscipula*, qui appartient à la même famille que les Drosera, n'est pas irritable à la manière de ces dernières. En effet, l'atonicité et la zoïcité n'ont pas d'influence visible sur la Dionæa, qui n'est irritable qu'à la façon de la *Mimosa pudica*, c'est-à-dire sous l'influence d'une irritation mécanique quelconque. Si l'on dépose, avec beaucoup de précaution, dans une feuille de Dionæa, un petit anneau de platine zoïsé, atonisé ou neutre, peu importe, rien ne bouge ; mais si, plus tard, on imprime au vase qui renferme la plante une petite secousse, assez forte cependant pour déplacer brusquement l'anneau de platine, la feuille de Dionæa se fermera aussitôt, puis se rouvrira au bout de peu de temps.

Encore un mot sur l'influence des insectes dans la fécondation des plantes.

S'il existe des plantes chez lesquelles le pollen ne parviendrait jamais sur le stigmate sans le secours des insectes, il en est par contre chez qui l'intervention mécanique des insectes dans l'acte de la fécondation est non-seulement inutile, mais même impossible. Presque tous les genres de la famille des Composées sont dans ce cas. Chez ces plantes, les étamines sont soudées entre elles dans leur partie supérieure, et forment un tube étroit dans l'intérieur duquel s'ouvrent les anthères. Le pistil, d'abord caché, s'allonge peu à peu, et le stigmate, longuement fendu en deux lobes, traverse le tube en frottant contre les anthères auxquelles il enlève tout leur pollen. Le contact qui existe entre le stigmate et les anthères est tellement intime qu'aucun insecte, quelque petit qu'il fût, ne saurait parvenir jusqu'à la face interne de ces dernières. L'acte mécanique de la fécondation s'y accomplit tout naturellement sans secours étranger, et pourtant ces plantes attirent les insectes. Parmi les fleurs les mieux organisées à cet effet, je citerai celle de l'arti-chaut. De ses fleurons déborde un nectar mielleux d'un goût exquis, très-recherché des abeilles, et surtout des coléoptères verts des rosiers qui s'en délectent pendant des journées entières.

Nous avons vu que, quand la Parnassia palustris est à l'état neutre, la fécondation de ses fleurs s'opère avec une extrême lenteur, ou même ne s'accomplit pas du tout; qu'au contraire, lorsque cette plante a été zoïsée artifi-ciellement, ce phénomène s'effectue d'une manière tumultueuse et désordonnée, toujours très-prompte. Ce fait prouve que la zoïcité exerce non-seulement une grande influence sur la fécondation chez les plantes, mais que, selon toute apparence, son intervention est absolument nécessaire à l'accomplissement de cet acte; nous pouvons donc admettre que la grande abondance de nectar sécrété par les fleurs de l'artichaut a pour effet d'attirer les insectes qui, par leur contact prolongé avec les fleurons et les stigmates, leur communiquent la zoïcité qui leur est si nécessaire.

L'Eucalyptus globulus.

En 1867, je remarquai en Espagne, sur les confins d'une région paludéenne, une belle propriété entourée d'une plantation d'Eucalyptus globulus. Le propriétaire m'ayant assuré que ces arbres assainissaient l'atmosphère, je fis récolter une certaine quantité de feuilles, et constatai le jour même et les jours suivants que ces feuilles dégagaient beaucoup d'atonicité. Depuis cette époque, plusieurs médecins, et tout récemment le Dr E. Wasserzug, ont prouvé que l'Eucalyptus globulus renferme un principe actif qui, administré intérieurement, est un excellent fébrifuge. Je suppose que ce principe actif peut, ainsi que les sels de quinine, pénétrer dans la circulation sans avoir été modifié par la digestion, et que sa vertu fébrifuge est due à sa propriété d'émission constante d'atonicité.

Une propriété du verre relative à l'atonicité.

Dans le chapitre VIII de la deuxième partie de cet ouvrage, j'ai dit que le verre à l'état zoïsé est un peu conducteur de l'électricité ; j'ai à ajouter à cette observation que des expériences sur les Drosera m'ont prouvé que le verre zoïsé se laisse aussi sensiblement traverser par l'atonicité.

Martin ZIEGLER.

Mulhouse, le 3 novembre 1873.

LITTÉRATURE DES DROSERA

Quand je commençai mes études sur les Drosera, je
n'avais aucune connaissance des observations antérieures
faites sur ces plantes intéressantes. Je savais seulement
que les cils des feuilles étaient irritables. Ce livre était
sous presse lorsque je dus à l'obligeance de mon ami le
D^r Du Plessis-Gouret quelques extraits et la bibliographie
complète de la littérature des Drosera, que je m'empresse
de publier ici. On y verra que c'est en 1779 qu'ont paru
pour la première fois des observations sur les Drosera.
On lira également avec intérêt les conclusions que le
Dr Nitschke a tirées de ses longues et patientes recherches,
conclusions desquelles il ressort que ce savant aurait pu
être mis sur le chemin de la vérité dès l'année 1860, s'il
avait eu l'idée de replacer sur d'autres feuilles, à l'aide
de petites pinces, les corps solides qui, emprisonnés
d'abord par les cils, avaient été rejetés au bout de cinq
ou six jours. Il est vrai que, sans la connaissance de l'atonicité, bien des points seraient restés obscurs pour lui.

Invitation à observer l'irritabilité des feuilles de Drosera

Par le prof. D^r von Schlechtendal, à Halle

(Botanische Zeitung 1851. P. 531)

Les faits observés par Roth sur l'irritabilité des deux espèces de Drosera indigènes (*Drosera rotundifolia* et *longifolia*), et qu'il a décrits dans le premier volume de ses *Beitræge* (p. 65 et suiv.), sont peu connus et ne semblent guère avoir attiré l'attention. Personne en effet, à notre connaissance, n'a tenté depuis une expérience analogue. Il ne sera donc pas inutile de rappeler ces observations, afin d'engager ceux qui ont l'occasion d'étudier ces deux espèces, à reprendre, et, si possible, à compléter les expériences de Roth. Voici ce qu'il dit à ce sujet :

« Au mois de juillet 1779, je rencontrai, dans l'une de mes promenades botaniques, les deux espèces de Drosera dont je viens de parler. Elles se trouvaient réunies en assez grande quantité. Je remarquai que certaines de leurs feuilles étaient en quelque sorte repliées sur elles-mêmes de l'extrémité du limbe vers sa base, et que les cils, rigides et disposés en brosse, étaient tous recourbés en forme d'arc vers l'intérieur, sans que toutefois l'on pût constater une modification appréciable dans le pétiole de la feuille. D'autres feuilles de la même plante conservaient au contraire leur physionomie naturelle ; leurs cils offraient la position rigide normale, et étaient terminés par de grosses gouttelettes de suc. J'ouvris plusieurs de ces feuilles repliées sur elles-mêmes, et découvris dans chacune d'elles un insecte mort sur lequel s'étaient appliqués les cils de la surface de la feuille, et que cette dernière retenait prisonnier. »

Roth enleva avec leurs mottes quelques plants de chacune de ces deux espèces, et les installa dans un pot-de-fleurs. Quand les Drosera eurent repris toute leur fraîcheur, il entreprit les expériences suivantes :

PREMIÈRE EXPÉRIENCE. — « Je pris une fourmi, et la déposai à l'aide d'une pince, en évitant de la blesser, au milieu d'une feuille de Drosera rotundifolia que j'eus la précaution de ne pas toucher autrement. Dès que la fourmi fut lâchée, elle s'efforça de prendre la fuite, mais toutes ses tentatives dans ce but furent stériles, car les gouttelettes des extrémités des cils étaient formées d'une substance si visqueuse, qu'elle se prenait aux pattes de l'animal et s'y attachait sous forme de petits filaments qui continuaient à adhérer au sommet des cils. Tous les efforts de la fourmi pour quitter la feuille demeurèrent sans résultat, et elle resta prisonnière. Les mouvements de ses pattes eurent pour effet d'ébranler et d'irriter tous les cils de la surface de la feuille; au bout de quelques minutes, les cils les plus courts, situés au milieu du limbe, commencèrent à se recourber, et, peu à peu, les cils plus longs des bords se mirent à leur tour en mouvement, et finirent par venir se coucher sur l'insecte. La feuille se mit alors à se recourber légèrement, mais cette opération s'accomplit bien plus lentement que l'inflexion des cils; cependant, au bout de quelques heures, le sommet du limbe s'était complètement ployé vers la base de la feuille qu'il arrivait presque à toucher. La fourmi mourut environ un quart d'heure après avoir été déposée sur la feuille, avant même que tous les cils se fussent couchés. Je répétai plusieurs jours de suite cette expérience avec des fourmis que je déposais sur des feuilles différentes; l'effet de l'irritation provoquée par ces insectes *se produisit tantôt plus rapidement, tantôt avec plus de lenteur, suivant l'état de l'atmosphère.* »

DEUXIÈME EXPÉRIENCE. — « Je pris une petite mouche et la posai vers 11 heures du matin, de la manière décrite ci-dessus et sans la blesser, sur une feuille de la Drosera rotundifolia. Après quelques mouvements tendant à lui faire recouvrer sa liberté, la mouche expira bientôt et dans un temps plus court que les fourmis des expériences antérieures. Les cils se recourbèrent comme je l'ai déjà indiqué, et, vers 5 heures du soir, la feuille s'était déjà repliée sur elle-même, emprisonnant le cadavre de l'insecte. »

Troisième expérience. — « Ayant déposé, toujours de la même manière, une fourmi sur une feuille de la Drosera longifolia, il me parut que les mouvements d'inflexion des cils s'opéraient plus rapidement que chez les feuilles de la Drosera rotundifolia, et que le limbe employait également moins de temps à se replier. »

Cet observateur ajoute encore quelques remarques qu'il a faites sur des Drosera vivant dans leur station normale, à la suite des expériences relatées ci-dessus. Il pense que l'irritation continue produite par les mouvements graduels des insectes pris dans les gouttelettes, est nécessaire à la production du phénomène; il admet de plus que, selon toute vraisemblance, ce n'est pas l'effet d'un pur hasard qui amène les insectes sur les feuilles, mais qu'ils y sont attirés par le besoin ou au moins par le désir de faire leur nourriture du suc des gouttelettes. Il ignore si la mort de l'animal est le résultat de l'obstruction des trachées aériennes par l'enduit visqueux dont ils sont bientôt revêtus, ou si le suc des cils agit sur eux à la manière d'un poison. Plus les gouttelettes sont volumineuses, plus la feuille paraît irritable, cas qui se présente *par un temps lourd et un soleil ardent*. La pluie, de même que le froid, semblent diminuer l'irritabilité. (Ayant déposé une fourmi sur une feuille, Roth vit les cils commencer à se recourber; mais une ondée survint, à la suite de laquelle ils parurent moins recourbés qu'auparavant, et la feuille ne se replia pas sur elle-même.) Les feuilles jeunes seraient également repliées sur elles-mêmes, et les cils non encore munis de leur gouttelette seraient recourbés vers l'intérieur du limbe comme ceux d'une feuille irritée par le contact d'un insecte; aussi le phénomène a-t-il pu échapper à l'attention des observateurs. Une feuille repliée sur un insecte ne paraît se redresser que lorsque celui-ci est en décomposition. Lorsque de petits insectes arrivent sur un point de la feuille, la partie du limbe qui est le siège de l'irritation se replie seule. Un essai tenté par Roth, dans le but de provoquer un effet analogue en produisant une irritation locale à l'aide d'une brosse à soies de porc, est demeuré sans résultat, parce que, dit-il, l'expérience n'a pas duré assez longtemps.

On a découvert depuis que, chez l'une au moins des espèces de Drosera exotiques, les feuilles donnent lieu au phénomène de l'irritabilité; il serait donc très intéressant de reprendre aujourd'hui ces observations, et surtout d'examiner si les feuilles qui se sont recourbées une première fois sous l'action de l'irritation, se rouvrent de nouveau, ou si elles demeurent fermées et meurent ainsi; on pourrait également voir si l'âge des feuilles exerce une influence, etc.

De l'irritabilité de feuilles de la Drosera rotundifolia

Par le Dr MILDE

(*Botanische Zeitung* 1852. P. 540)

J'avais depuis peu de temps, dans mon appartement, une Drosera rotundifolia, qui vivait dans un petit pot avec des Sphagnums. Vers la fin de juin je déposai au milieu d'une feuille très-vigoureuse de cette plante quatre petites mouches de la grosseur d'une tête d'épingle. Elles demeurèrent presque sans mouvement, et les faibles efforts qu'elles firent pour se dégager de la mucosité, n'eurent aucun succès. Au bout de cinq minutes environ, j'examinai de nouveau la feuille, et fus surpris de voir que les cils glandulaires du bord antérieur du limbe, auparavant étalés horizontalement, s'étaient recourbés vers la face supérieure de la feuille, et avaient en partie recouvert les mouches. Je ne pus soumettre la feuille à un nouvel examen que le jour suivant. Le bord antérieur et les bords latéraux du limbe eux-mêmes s'étaient ployés dans la direction du centre de la feuille, et avaient ainsi complètement enfermé les cadavres des quatre mouches. Au bout de cinq jours seulement, les bords du limbe et les cils opérèrent leur mouvement de relèvement, et les mouches mortes apparurent librement sur la surface de la feuille

De l'irritabilité des feuilles de la Drosera rotundifolia

Par le D^r Th. Nitschke

(*Botanische Zeitung* 1860. N°s 26, 27, 28)

Conclusions du travail du Dr Nitschke

1. Les feuilles de la Drosera rotundifolia possèdent une irritabilité paresseuse, mais qui se manifeste distinctement par le mouvement des parties de la feuille

2. Se sont montrés irritants, jusqu'à présent, les corps solides de toute nature mis en contact prolongé avec la feuille; il en est de même des acides sulfurique, nitrique, chlorhydrique, étendus d'eau et déposés en gouttes isolées sur la feuille.

3. Le simple attouchement de la feuille ou l'ébranlement de toute la plante ne produisent pas un degré d'irritation perceptible.

4. Toutes les parties de la feuille et de ses appendices glandulaires possèdent à un degré égal la faculté de recevoir et de transmettre l'irritation.

5. Toute irritation se propage du centre à la circonférence, dans toutes les directions du limbe.

6. Le mouvement des feuilles irritées n'est pas dû à une organisation articulée de ses parties, et se manifeste toujours par l'incurvation graduelle de celles-ci.

7. Lorsqu'ils sont irrités, les appendices glandulaires, ainsi que la surface même de la feuille, se meuvent toujours dans la direction du corps irritant, ou, plus exactement, du point de départ de l'irritation.

8. L'intensité de l'irritation et la rapidité du mouvement des diverses parties de la feuille sont en raison inverse de leur éloignement du siége immédiat de l'irritation, et dépendent de la masse de ces parties mobiles.

9. Le mouvement de la feuille, ainsi que celui des glandes situées sur ses bords, s'effectue aussi vers la face inférieure du limbe, lorsque l'irritation est produite sur celle-ci.

10. L'irritation ne fait pas revenir la feuille de Drosera à sa position à l'état de bourgeon. Le mode d'enroulement qui correspond à celle-ci, est dû aux mêmes causes que celles qui président à tous les autres modes de plissement des feuilles dans le bourgeon.

11. Le mode suivant lequel la surface de la feuille se meut dans la direction du corps irritant, dépend de la nature, de la forme et de la situation de celui-ci ; de plus, il est déterminé par la nature de la feuille elle-même

12. Les organes articulés des plantes sensitives ne doivent leur importance qu'à leur structure cellulaire appropriée au mouvement de leurs diverses parties, mouvement qu'ils ont pour fonction de déterminer en direction et en étendue.

13. L'irritabilité des feuilles de Drosera augmente et diminue avec leur activité sécrétoire ; elle est donc, selon toute vraisemblance, sous la dépendance des actes de l'assimilation.

14. Les feuilles anciennes ou non encore développées ne sont pas irritables et n'ont pas de sécrétions.

15. Lorsqu'on emploie comme irritants des corps solides, l'intensité de l'irritation est déterminée par l'étendue de la surface de contact.

16. Le degré de l'irritabilité ne dépend de la température que parce que la chaleur augmente l'activité vitale de la feuille développée.

17. Les mouvements de la feuille irritée s'effectuent aussi sous l'eau.

18. Les conditions de lumière n'exercent aucune irritation sensible sur la feuille. La Drosera ne montre aucun mouvement de sommeil nocturne.

19. Les mouvements causés par une irritation se poursuivent également pendant la nuit.

20. La durée de l'irritation dépend de son énergie, et est, comme cette dernière, sous l'influence de la température.

21. La feuille, devenue insensible à la suite d'une irritation, recouvre son irritabilité avec la réapparition de la sécrétion.

Mouvements des Drosera

Extrait des ÉLÉMENTS DE BOTANIQUE, de P. DUCHARTRE.

(Paris 1866. P. 358).

Les Rossolis ou Drosera, petites plantes qui croissent dans nos marais tourbeux (*Drosera rotundifolia L.* et *longifolia L.*), ont été signalées en 1782, par Roth, comme présentant des faits analogues à ceux qui rendent si curieux les Dionaea, mais beaucoup moins accusés. Les feuilles de ces plantes ont leur face supérieure chargée de filaments surmontés chacun d'une glande, sortes de gros poils glandulifères dont la structure est tellement complexe que, comme Meyer l'a dit et figuré dès 1837, ils offrent une trachée au centre d'un faisceau de cellules cylindroïdes. Ce sont à la fois le limbe de la feuille et les poils qui, d'après plusieurs physiologistes, peuvent être irrités par les mouvements d'un insecte; les poils en particulier s'inclinent alors au point que le petit animal peut rester pris sous eux et par l'humeur visqueuse qu'ils sécrètent.

Déjà Treviranus avait dit n'avoir jamais pu déterminer ces mouvements, et, plus récemment, en 1855, M. Trécul en a nié formellement la possibilité.

Cependant, postérieurement aux observations de ce dernier botaniste, M. Nitschke s'est occupé attentivement de cette question, et a tiré de ses études comme de ses expériences la conclusion :

1° Que les feuilles de la Drosera rotundifolia présentent une irritabilité lente, mais clairement manifestée par leurs mouvements;

2° Que toutes leurs parties, ainsi que leurs appendices glandu-lifères, peuvent éprouver une irritation et la manifester;

3° Que ces appendices ou poils, ainsi que la surface de la feuille, manifestent l'irritation subie par eux en se portant vers le corps irritant, ou plutôt vers le point de départ de l'irritation;

4° Que l'irritabilité de la feuille est en proportion de l'activité avec laquelle s'opère dans ses glandes la sécrétion du liquide qui en est le produit.

BIBLIOGRAPHIE ANATOMIQUE ET PHYSIOLOGIQUE

DES DROSERA

ROTH. — Beitræge zur Botanik. Bremen, t. I⁻ʳ, p. 60, 1782.

P. DE CANDOLLE. — Pflanzenphysiologie, traduit du français par RŒPER. Stuttgart et Tubingen, 1835, t. II, p. 652.

HAYNE. — Getreue Darstellung etc. der Arzneigewæchse, t. III, p. 29.

L. CH. TREVIRANUS. — Physiologie der Gewæchse. Bonn, 1838, t. II, P. II, p. 759.

MEYEN. — Neues System der Pflanzenphysiologie. t. III, Berlin, 1859, pp. 550, 552.

MEYEN. — Die Secretionsorgane der Pflanzen. Berlin, 1837, t. VI, pp. 49, 50.

Prof. Dʳ v. SCHLECHTENDAL, de Halle. — Aufforderung die Reizbarkeit der Drosera zu beobachten. *Botanische Zeitung*, 1851, p. 531.

Dʳ MILDE. — Ueber die Reizbarkeit der Blætter von Drosera rotundifolia. *Bot. Ztg.*, 1852, p. 540.

NAUDIN. — Note sur les bourgeons nés sur une feuille de Drosera intermedia. *Annales des sciences naturelles*, série II, t. XIV, p. 14.

GRŒNLAND. — Note sur les organes glanduleux du genre Drosera. *Ann. des sc. nat.*, série IV, t. III, 1853.

Trécul. — Organisation des glandes pédicillées des feuilles de Drosera rotundifolia. *Ann. des sc. nat.*, série IV, t. III, p. 303, 1855.

Suringar. — Vereeniging voor de Flora van Neederland emg. 15 juillet 1853.

Thilo Irmisch. — Notiz über Drosera intermedia und rotundifolia. *Bot. Ztg.*, 17 octobre 1856.

Dʳ Nitschke. — Ueber die Reizbarkeit der Blætter von Drosera rotundifolia. *Bot. Ztg.*, nᵒˢ 26, 27, 28; 1860.

Dʳ Th. Nitschke. — Morphologie des Blattes von Drosera rotundifolia. *Bot. Ztg.*, 1861, p. 145.

Prof. Dʳ Caspary. — Berichtigung einiger Irrthümer des Herrn Dʳ Nitschke *Bot. Ztg.*, 1861, n° 26, p. 182.

Dʳ Nitschke. — Einige Bemerkungen zu meinem Aufsatze : Morphologie des Blattes von Drosera rotundifolia und des Herrn Prof. Caspary Beurtheilung desselben. *Bot. Ztg.* 1861, n° 31, p. 221.

Dʳ Nitschke. — Anatomie des Sonnenthaublattes. *Bot. Ztg.*, 1861, pp. 233, 241, 252. (Pl. IX.)

Prof. Caspary. — Aufforderung an Herrn Dʳ Nitschke und noch einige Worte über dessen Arbeit über Drosera rotundifolia. *Bot. Ztg.*, 1861, p. 248.

Privatdocent Dʳ Nitschke. — Wider des Herrn Prof. Caspary neueste Polemik gegen meinem Aufsatze über Drosera rotundifolia. *Bot. Ztg.*, 1861, p. 308.

Duchartre. — Eléments de botanique. Paris, 1866, p. 358.

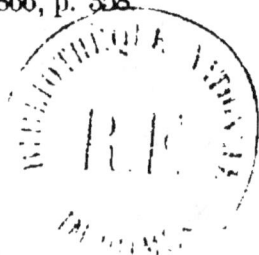

TABLE DES MATIÈRES

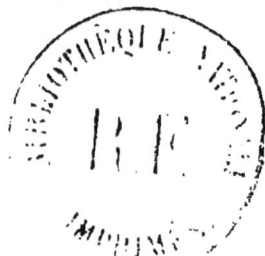

Mulhouse. — Imprimerie Veuve Bader & Cie

LIBRAIRIE J.-B. BAILLÈRE & FILS

Mulhouse. — Imprimerie Veuve Bader & Cie.

www.ingramcontent.com/pod-product-compliance
Lightning Source LLC
Chambersburg PA
CBHW070459200326
41519CB00013B/2648